指 导 单 位：中华人民共和国国家卫生健康委员会医政医管局
学术审定机构：中国医院协会急救中心（站）分会 等

新型冠状病毒肺炎
院前医疗急救防控手册

主 审 张文中

主 编 陈 志

U0386649

科 学 出 版 社

北 京

内 容 简 介

本书内容包括新型冠状病毒肺炎的基本知识、流行病学特点、临床特点；专业人员个人防护与洗消流程及注意事项；日常急救时的基本防护、现场问诊、体检、处置；院前转运的基本要求，隔离措施与转运要求，转运流程，重症患者评估与转运；医学防控措施包含疫情信息监测、隔离传染源、加快疑似病例的诊断、密切接触者管理、聚集性疫情防控、返程人员的疫情防控、院内感染防控、社区防控；心理健康与调适。

本书在国家卫生健康委员会医政医管局指导下编写，旨在指导各地急救中心的应急工作，供相关医务人员参考。

图书在版编目(CIP)数据

新型冠状病毒肺炎院前医疗急救防控手册/陈志主编. —北京：科学出版社，2020.7

ISBN 978-7-03-064457-2

Ⅰ.①新… Ⅱ.①陈… Ⅲ.①日冕形病毒-病毒病-肺炎-急救-手册 Ⅳ.①R563.1-62

中国版本图书馆 CIP 数据核字(2020)第 028074 号

责任编辑：郭 威 高玉婷/责任校对：张 娟
责任印制：李 彤/封面设计：龙 岩

科学出版社 出版
北京东黄城根北街 16 号
邮政编码：100717
http://www.sciencep.com
北京建宏印刷有限公司 印刷
科学出版社发行 各地新华书店经销
*
2020 年 7 月第 一 版 开本：850×1168 1/32
2021 年 11 月第五次印刷 印张：5 3/4
字数：134 000
定价：49.00 元
(如有印装质量问题，我社负责调换)

指 导 单 位

中华人民共和国国家卫生健康委员会医政医管局

学术审定机构

中国医院协会急救中心（站）分会

中华医学会急诊医学分会

中国医师协会急诊医师分会

中华医学会急诊教育学院

中国心胸血管麻醉学会急救与复苏分会

参 编 单 位（排名不分先后）

北京急救中心、武汉市急救中心、郑州市紧急医疗救援中心、上海市医疗急救中心、沈阳急救中心、天津市急救中心、重庆市急救医疗中心、济南市急救中心、南宁急救医疗中心、甘肃省紧急医疗救援中心、青海省急救中心、大连市急救中心、哈尔滨市急救中心、长春急救中心、石家庄市急救中心、太原市急救中心、呼和浩特120医疗急救指挥中心、海口市120急救中心、广州市急救医疗指挥中心、深圳市急救中心、长沙市120急救中心、南京急救中心、杭州市急救中心、宁波市急救中心、合肥急救中心、福建省急救中心、厦门市医疗急救中心、南昌急救中心、青岛市急救中心、成都市急救指挥中心、云南省急救中心、贵阳市急救中心、西安急救中心、银川市紧急救援中心、乌鲁木齐市急救中心、北京朝阳医院、首都医科大学附属北京地坛医院、北京回龙观医院、北京心理危机研究与干预中心

序 一

　　新型冠状病毒肺炎疫情是我国近年来最严重的公共卫生事件。党中央、国务院高度重视，习近平总书记多次主持召开重要会议，对疫情防控工作做出全面部署，要求我们始终把人民群众生命安全和身体健康放在第一位，全力以赴救治患者，努力提高收治率、治愈率，降低感染率和病亡率，为防控工作特别是医疗救治工作指明了方向。目前我国正处于新型冠状病毒肺炎防控的关键时期，各地 120 急救中心担负着确诊患者、疑似患者的转运任务；同时还从事着日常急救中新发患者的现场抢救工作。因此，对院前医疗急救一线专业人员进行高效的、系统化的规范化培训尤为重要。《新型冠状病毒肺炎院前医疗急救防控手册》的及时出版，有助于院前医疗急救系统做好新型冠状病毒肺炎防控的临床实践，并加强一线专业人员的培训工作。

　　在以习近平同志为核心的党中央坚强领导下，在各级党委政府高度重视下，只要我们坚定信心、同舟共济、科学防治、精准施策，就一定能够战胜疫情，保障人民群众身体健康和生命安全！在此向在疫情防控战线上辛苦工作、奋勇拼搏、克服困难、无私奉献的院前医疗急救工作者致以崇高的敬意！谨为序。

原国家卫健委医政医管局局长

清华大学医院管理研究院常务副院长

张宗久

2021 年 7 月

序 二

在新型冠状病毒肺炎防控工作中,各地 120 院前医疗急救系统承担着确诊患者和疑似患者及日常新发患者的院前急救与转运工作。面对突发的重大疫情,全国院前医疗急救工作者临危受命、恪尽职守,在卫生部门统一指挥下,发扬不畏艰险、无私奉献的精神,克服各种困难,冲到第一线,守在最前线,将一例例患者及时处置、安全转运,为疫情的整体防控工作做出了贡献。

然而,由于新型冠状病毒肺炎疫情毕竟是一个全新的医学课题,人们对其流行病学与临床特点还在不断深化认识中,广大院前医疗工作者普遍没有实践经验。加上各地 120 急救体系本身还不完善,给临床急救和转运工作带来了风险。如何科学统筹、规范运行,严格落实转运流程与医院感染防控制度是目前院前急救体系急需解决的问题。《新型冠状病毒肺炎院前医疗急救防控手册》是各地 120 临床专家在总结前期新型冠状病毒肺炎院前急救工作经验的基础上,结合国家相关指南撰写的一部临床工作实用手册,同时也可用于对一线专业人员的教学培训。

中国 120 院前医疗急救队伍从来都是一支特别能奉献、特别能吃苦、特别能战斗的队伍。在历次重大突发事件当中,院前急救工作者的默默奉献为社会铸就了一座移动的钢铁长城!让我们团结在以习近平同志为核心的党中央周围，在困难面前坚定信心、顽强拼搏、尊重科学、有法有力，为保护人民群众的身体健康和生命安全再一次做出历史性的贡献！

中国医院协会急救中心（站）分会主任委员

北京急救中心主任

张文中

2020 年 2 月 24 日

　　为帮助全国院前医疗急救专业人员了解新型冠状病毒肺炎的临床特点，掌握防控知识和技能，在日常工作中规范、合理地进行防护和诊疗，降低感染的风险，提高院前急救与转运水平，我们组织院前、急诊、疾控的相关专家编写了本手册。

　　本手册内容包括新型冠状病毒感染的基本知识、流行病学特点、临床特点、个人防护与洗消、日常急救、院前转运、院内治疗、医学防控措施、心理健康等内容。由于对该疾病的认识还在不断深化完善当中，读者可根据本书提供的原则和方法，结合国家发布的最新指南，根据本地防控特点，因地制宜制定具体工作方案。不当之处，敬请指正。

编　者

2020 年 3 月

目 录

第一章 基本知识

一、概 念

新型冠状病毒肺炎，简称新冠肺炎，其病原体为新型冠状病毒。世界卫生组织（WHO）已将新型冠状病毒肺炎命名为 COVID-19（coronavirus disease 2019）。该病作为急性呼吸道传染病于 2020 年 1 月 20 日纳入《中华人民共和国传染病防治法》规定的乙类传染病，按甲类传染病管理。

二、病原学特点

新型冠状病毒属于 β 属的冠状病毒，基因特征与 SARS-CoV 和 MERS-CoV 有明显区别。目前研究显示，与蝙蝠 SARS 样冠状病毒（bat-SL-CoVZC45）同源性达 85% 以上，新型冠状病毒是正链 RNA 病毒。

该病毒对紫外线和热敏感，56℃ 30 分钟、乙醚、75% 乙醇溶液、含氯消毒剂、过氧乙酸和氯仿等脂溶剂均可有效灭活病毒。氯己定不能有效灭活病毒。

三、病理改变

根据目前有限的尸检和穿刺组织病理观察结果总结如下。

1. 肺脏 呈不同程度的实变。肺泡腔内见浆液、纤维蛋白性渗出物及透明膜形成；渗出细胞主要为单核细胞和巨噬细胞，易见多核巨细胞。Ⅱ型肺泡上皮细胞显著增生，部分细胞脱落。Ⅱ型肺泡上皮细胞和巨噬细胞内可见包涵体。肺隔血管充血、水肿，可见单核细胞和淋巴细胞浸润及血管内透明血栓形成。肺组织灶性出血、坏死，可出现出血性梗死。部分肺泡腔渗出物机化和肺间质纤维化。

肺内支气管黏膜部分上皮脱落，腔内可见黏液及黏液栓形成。少数肺泡过度充气、肺泡隔断裂或囊腔形成。

电镜下支气管黏膜上皮和Ⅱ型肺泡上皮细胞胞质内可见冠状病毒颗粒。免疫组化染色显示部分肺泡上皮和巨噬细胞呈新型冠状病毒抗原阳性，RT-PCR 检测新型冠状病毒核酸阳性。

2. 脾、肺门淋巴结和骨髓 脾明显缩小。淋巴细胞数量明显减少，灶性出血和坏死，脾内巨噬细胞增生并可见吞噬现象；淋巴结淋巴细胞数量较少，可见坏死。免疫组化染色结果显示脾和淋巴结内 $CD4^+T$ 淋巴细胞和 $CD8^+T$ 淋巴细胞均减少。骨髓三系细胞数量减少。

3. 心脏和血管 心肌细胞可见变性、坏死，间质内可见少数单核细胞、淋巴细胞和（或）中性粒细胞浸润。部分血管内皮脱落、内膜炎症及血栓形成。

4. 肝和胆囊 体积增大，暗红色。肝细胞变性、灶性坏死伴中性粒细胞浸润；肝血窦充血，汇管区见淋巴细胞和单核细胞浸润，微血栓形成。胆囊高度充盈。

5. 肾 肾小球球囊腔内见蛋白性渗出物，肾小管上皮变性、脱落，可见透明管型。间质充血，可见微血栓和灶性纤维化。

6. 其他器官 脑组织充血、水肿，部分神经元变性。肾上腺见灶性坏死。食管、胃和肠管黏膜上皮不同程度变性、坏死、脱落。

第二章 流行病学特点

一、传 染 源

传染源主要是新型冠状病毒感染的患者。无症状感染者也可能成为传染源，潜伏期患者和恢复期患者的传染性还有待研究明确。

隐性感染者也可能成为传染源，这种情况既往在严重急性呼吸综合征（SARS）中并没有发生过。隐性感染者没有症状，难以被及时诊断和隔离，容易造成社区中传染源的积累，导致控制疾病传播的难度增大。

二、传 播 途 径

经呼吸道飞沫和密切接触传播是主要的传播途径。在相对封闭的环境中长时间暴露于高浓度气溶胶情况下存在经气溶胶传播的可能。由于在粪便及尿液中可分离到新型冠状病毒，应注意粪便及尿液对环境污染造成气溶胶或接触传播。

1. 呼吸道飞沫传播 是新型冠状病毒传播的主要方式。病毒通过患者咳嗽、打喷嚏、谈话时产生的飞沫传播，易感者吸入后导致感染。

2. 密切接触传播 是指含有病毒的飞沫沉积在物品表面，接触污染手后，再接触口腔、鼻腔、眼睛等黏膜，会导致感染。

3. 气溶胶传播 是指飞沫在空气悬浮过程中失去水分而剩

下的蛋白质和病原体组成的核，形成飞沫核，可以通过气溶胶的形式飘浮至远处，造成远距离的传播。在密闭环境下长时间暴露在病毒气溶胶中有存在气溶胶传播的可能。目前尚无证据显示新型冠状病毒可通过气溶胶远距离传播。

4. 消化道传播　虽然在多地区确诊患者的粪便中检测到了新型冠状病毒，说明病毒可以在消化道复制并且存在，但是否存在粪-口传播途径尚待明确。

三、易 感 人 群

人群普遍易感。老年人及有基础疾病者感染后病情较差，儿童病例症状相对较轻。

新型冠状病毒肺炎患者、隐性感染者的密切接触者是新型冠状病毒感染的高危人群。医务人员和患者家属在治疗、护理、陪护、探望患者时，同患者近距离接触次数多，感染风险高。

第三章　临床特点

一、临床表现

本病以发热、干咳、乏力为主要表现,部分患者起病症状轻微,甚至可无明显发热,可伴有食欲减退、恶心、呕吐、四肢或腰背部肌肉酸痛等。随着病情的进展,多在发病后1周逐渐出现呼吸困难和(或)低氧血症;严重者可出现急性呼吸窘迫综合征、脓毒症休克、难以纠正的代谢性酸中毒、凝血功能障碍等。

部分患儿症状可不典型,表现为呕吐、腹泻等消化道症状,或仅表现为精神弱、呼吸急促。轻型患者仅表现为低热、轻微乏力等,无肺炎表现。值得注意的是重型、危重型患者病程中可为中低热,甚至无明显发热。基于目前流行病学调查,潜伏期为1~14天,多为3~7天。

从目前收治的病例情况看,多数患者预后良好,少数患者病情危重。患有新型冠状病毒肺炎的孕产妇临床过程与同龄患者相近。

二、辅助检查

1. 实验室检查

(1)一般检查:发病早期外周血白细胞总数正常或减少,可见淋巴细胞计数减少,部分患者可出现肝酶、乳酸脱氢酶(LDH)、肌酶和肌红蛋白升高;部分危重者可见肌钙蛋白升高。多数患者

C 反应蛋白（CRP）升高和红细胞沉降率增快，降钙素原正常。严重者 D-二聚体升高，外周血淋巴细胞进行性减少。重型、危重型患者常有炎症因子升高。

（2）病原学及血清学检查

1）病原学检查：采用 RT-PCR 和（或）下一代测序方法在鼻咽拭子、痰和其他下呼吸道分泌物、血液、粪便等标本中可检测出新型冠状病毒核酸。检测下呼吸道标本（痰或气道抽取物）更加准确。标本采集后尽快送检。

2）血清学检查：新型冠状病毒特异性 IgM 抗体多在发病 3～5 天后开始出现阳性，IgG 抗体滴度恢复期较急性期有 4 倍及以上增高。

2. 胸部影像学 早期呈现多发小斑片影及间质改变，以肺外带明显，进而发展为双肺多发磨玻璃影、浸润影，严重者可出现肺实变，胸腔积液少见。

三、诊 断 标 准

1. 疑似病例 结合下述流行病学史和临床表现综合分析。

（1）流行病学史

1）发病前 14 天内有新冠肺炎疫情中高风险地区及周边地区，或其他有病例报告社区的旅行史或居住史。

2）发病前 14 天内与新型冠状病毒感染者（核酸检测阳性者）有接触史。

3）发病前 14 天内曾接触过来自新冠肺炎疫情中高风险地区及周边地区，或来自有病例报告社区的发热或有呼吸道症状的患者。

4）聚集性发病［2 周内在小范围如家庭、办公室、学校班级等场所，出现 2 例及以上发热和（或）呼吸道症状的病例］。

（2）临床表现

1）发热和（或）呼吸道症状。

2）具有上述新型冠状病毒肺炎影像学特征。

3）发病早期白细胞总数正常或降低，或淋巴细胞计数减少。

有流行病学史中的任何 1 条，且符合临床表现中任意 2 条。无明确流行病学史的，符合临床表现中的 3 条。

2. 确诊病例 疑似病例同时具备以下病原学或血清学证据之一者。

（1）实时荧光 RT-PCR 检测新型冠状病毒核酸阳性。

（2）病毒基因测序，与已知的新型冠状病毒高度同源。

（3）血清新型冠状病毒特异性 IgM 抗体和 IgG 抗体阳性；血清新型冠状病毒特异性 IgG 抗体由阴性转为阳性或恢复期较急性期 4 倍及以上升高。

3. 规范统一 ICD 代码 为及时准确地掌握新型冠状病毒感染信息，国家卫健委制定了《新型冠状病毒感染相关 ICD 代码》（表 3-1）。

表 3-1 新型冠状病毒感染相关 ICD 代码

序号	ICD-10 代码	代码名称	代码注释
1	U07.100	2019 冠状病毒病	统计代码
2	U07.100×001	新型冠状病毒肺炎	适用于确诊新型冠状病毒肺炎住院患者，为主诊代码
3	U07.100×002	新型冠状病毒感染	适用于确诊感染住院患者（不包括新型冠状病毒肺炎），为主诊代码
4	U07.100×003	新型冠状病毒肺炎临床诊断病例	适用于湖北省等地新型冠状病毒肺炎临床诊断病例住院患者，为主诊代码
5	Z03.800×001	新型冠状病毒肺炎疑似病例	适用于新型冠状病毒肺炎疑似病例住院患者，不可做主诊，在其他诊断标注使用

四、临 床 分 型

1. 轻型 患者临床症状轻微，影像学未见肺炎表现。

2. 普通型 患者具有发热、呼吸道等症状，影像学可见肺炎表现。

3. 重型 符合下列任何一条。

（1）出现气促，呼吸频率≥30 次/分。

（2）静息状态下，脉搏血氧饱和度≤93%。

（3）动脉血氧分压（PaO_2）/吸入氧浓度（FiO_2）≤300mmHg（1mmHg=0.133kPa）。

高海拔(海拔超过 1000 米)地区应根据以下公式对 PaO_2/FiO_2 进行校正：$PaO_2/FiO_2 \times$[大气压（mmHg）/760]。

肺部影像学检查显示 24～48 小时内病灶明显进展>50%者按重型管理。

儿童符合下列任何一条：

（1）出现气促（<2 月龄，RR≥60 次/分；2～12 月龄，RR≥50 次/分；1～5 岁，RR≥40 次/分；年龄>5 岁，RR≥30 次/分），排除发热和哭闹的影响。

（2）静息状态下，脉搏血氧饱和度≤92%。

（3）辅助呼吸（呻吟、鼻翼扇动、三凹征），发绀，间歇性呼吸暂停。

（4）出现嗜睡、惊厥。

（5）拒食或喂养困难，有脱水征。

4. 危重型 符合以下情况之一者。

（1）出现呼吸衰竭，且需要机械通气。

（2）出现休克。

（3）合并其他器官功能衰竭需 ICU 监护治疗。

五、重型、危重型临床预警指标

1. 成人

（1）外周血淋巴细胞进行性下降。

（2）外周血炎症因子如 IL-6、C 反应蛋白等进行性升高。

（3）乳酸水平进行性升高。

（4）肺内病变在短时间内迅速进展。

2. 儿童

（1）呼吸频率增快。

（2）精神反应差、嗜睡。

（3）乳酸水平进行性升高。

（4）影像学检查显示双侧或多肺叶浸润、胸腔积液或短期内病变快速进展。

（5）3 月龄以下的婴儿或有基础疾病（先天性心脏病、支气管肺发育不良、呼吸道畸形、异常血红蛋白、重度营养不良等），或有免疫缺陷或低下（长期使用免疫抑制剂）。

六、鉴别诊断

1. 新型冠状病毒感染轻型表现需与其他病毒引起的上呼吸道感染相鉴别。

2. 新型冠状病毒肺炎主要与流感病毒、腺病毒、呼吸道合胞病毒等其他已知病毒性肺炎及肺炎支原体感染相鉴别，尤其是对疑似病例要尽可能采取快速抗原检测和多重 PCR 核酸检测等方法，对常见呼吸道病原体进行检测。

3. 新型冠状病毒肺炎还要与非感染性疾病，如血管炎、皮肌炎和机化性肺炎等相鉴别。

第四章 个人防护与洗消

一、个人防护装备及使用

日常急救中所有临床工作人员均应使用个人防护装备。根据所执行任务类别、风险级别佩戴相应等级的防护装备。有以下情况的人员均应按照至少二级以上防护标准佩戴，包括接触或可能接触新型冠状病毒肺炎病例和无症状感染者、污染物（包括血液、体液、分泌物、呕吐物和排泄物等）及其污染的物品或环境表面。摘脱个人防护装备过程中，需特别注意执行手卫生措施。个人防护装备包括下述几种。

1. 手套 根据工作内容，佩戴一次性使用乳胶或丁腈手套，接触不同患者或破损时应及时消毒并更换。

2. 医用口罩 从设计和功能要求的角度，口罩防护能力从高到低的排序大致为医用防护口罩＞A 级/KN95 口罩＞B 级/KN90 口罩＞医用外科口罩＞一次性医用口罩，普通保暖或装饰口罩不具备防护病毒功能。穿戴多个防护用品时，尽量确保最后摘除口罩。

（1）种类

1）一次性医用口罩：无纺布材料制作，对血液不具有阻隔作用，也无密闭性要求，因此对致病性微生物的防护作用比较有限，适用于医务人员一般防护。

2）医用外科口罩：无纺布材料制作，采用 3 层（阻水层、过滤层和抗湿层）设计，带有鼻夹的设计利于保持密封，适用于临床医务人员在日常急救工作中及进行有创操作等过程中一次性使用。

3）医用防护口罩：采用内、中、外3层设计，可以过滤大部分微生物，阻隔飞沫、血液、体液、分泌物及各种传染性病毒等；外表面具有一定防水性，密闭性高。医用防护口罩分为1级、2级和3级，对非油性颗粒的过滤效率分别≥95%、≥99%和≥99.97%。进入污染区域或进行诊疗操作时，应佩戴医用防护口罩（如KN95/N95及以上）或动力送风过滤式呼吸器。

（2）正确佩戴与摘脱：佩戴口罩前和摘脱口罩前后都必须规范手卫生

1）佩戴一次性医用口罩和医用外科口罩的步骤：正确洗手→检查口罩有效期及外包装→鼻夹侧朝上，深色面朝外（或褶皱朝下）→上下拉开褶皱，使口罩覆盖口、鼻、下颌→将双手指尖沿着鼻梁金属条，由中间至两边，慢慢向内触压，直至紧贴鼻梁→适当调整口罩，使口罩周边充分贴合面部。一次性医用口罩和医用外科口罩连续使用寿命不超过4小时，被口气或液体弄湿后应立即更换。

2）佩戴医用防护口罩步骤：正确洗手→检查口罩有效期及外包装→手持口罩扣于面部，凸面朝外，鼻夹侧朝上→先套下系带，再套上系带→双手指尖向内触压鼻夹，并逐渐向外移动，为鼻夹塑形→调整鼻夹及系带，直至吹气、吸气时均不漏气，尽量减少脸部与口罩之间的空隙；使用过程中，避免触摸口罩。KN95/N95以上的口罩在接触经呼吸道传染的患者时最好每4小时更换，最多不超过8小时。

3）取下一次性医用口罩和医用外科口罩时，应从两侧摘下耳挂；摘脱医用防护口罩时应从后面取下系带（先取靠下系带保持拉力，再取靠上系带，两个系带保持上、下拉力，将口罩移离口面部）。摘脱任何类型口罩时均应避免手与口罩正面触碰；使用中一旦口罩打湿、受潮或被污染，立即更换干燥、洁净的新口罩。

注意：低风险环境不建议佩戴 2 个或 2 个以上的口罩，多层口罩并不能提高过滤层的防护能力，反而增加呼吸阻力，带来额外的不适感。在高风险环境下，如果是穿着多层防护服的专业人员摘脱防护服时，为了满足从污染区到半污染区再到清洁区的污染管理需要，可酌情在医用防护口罩外面加戴一个医用外科口罩，但必须注意不能影响内层口罩的密闭性。

3. 护目镜或防护面罩/防护面屏　进入污染区域或进行诊疗操作，眼及面部有被血液、体液、分泌物、排泄物及气溶胶等污染的风险时，应佩戴护目镜或防护面罩/防护面屏。护目镜和防护面罩/防护面屏不需要同时使用。

4. 医用一次性帽子　采用无纺布材料制成，预防患者飞沫等喷溅附着在头发上，进而受到感染性物质污染。其适用于医务人员的一般防护。

5. 医用一次性隔离衣　防止被传染性的血液、分泌物、渗出物、飞溅的水和大量的传染性材料污染时使用。

6. 医用防护服　进入污染区域或进行诊疗操作时，应更换个人衣物并穿工作服（外科刷手衣或一次性衣物等），外加医用防护服。

7. 速干手消毒剂　医务人员在接触患者过程中，手部未见明显污染物时使用，在接触患者后随时应用。

二、防护级别与风险管理

在院前急救工作中，急救人员易受到带有传染病菌的血液、分泌物、飞沫等污染，防护措施应贯穿于一次急救任务的始终，并根据接诊的患者进行风险评估,并随时调整所采取的个人防护级别。

(一)个人防护级别

1. 标准防护(一般防护)　适用于普通门(急)诊、普通病房、日常急救普通患者(可以排除存在呼吸道传染病可能的)的医务人员,各地急救中心(站)亦应包括随车司机及医疗辅助员。工作时穿工作服、戴医用外科口罩、严格执行手卫生。

2. 一级防护　适用于发热门(急)诊的医务人员,急救车出诊以发热和呼吸道相关症状为主诉的患者。工作时穿工作服、隔离衣、一次性工作帽、医用防护口罩、严格执行手卫生,必要时戴乳胶/丁腈手套。工作结束时建议个人卫生处置。

3. 二级防护　适用于接触/转运新型冠状病毒肺炎疑似或确诊患者,或接触患者血液、体液、分泌物、排泄物及患者使用过的物品的医务人员。工作时穿工作服(刷手衣)、戴医用防护口罩(KN95/N95 以上级别材质制作)、医用外科口罩、一次性工作帽和手套(建议双层佩戴)、护目镜,穿医用防护服、鞋套、胶靴和靴套。注意呼吸道、口腔、鼻腔黏膜和眼睛的卫生与防护。工作结束时建议个人卫生处置。

4. 三级防护　当医务人员为确诊患者实施吸痰、气管插管等操作时,应在二级防护基础上加戴防护面罩或全面型呼吸防护器,在防护服外加穿防渗性隔离衣。操作场所人数应限制在患者所需护理和支持的最低数量。

(二)风险管理

1. 发热患者　在疫情流行期间,执行日常急救任务的车组人员如遇发热为主诉的患者时建议执行至少一级防护标准,并进行流行病学调查，可疑患者应按照高等级防护标准执行，车组人员配置以满足急救所需最小量为宜，以降低感染风险。接触患者全程，如患者病情允许应佩戴口罩。

2. 其他患者　　如遇其他患者(非发热或无呼吸道相关症状患者）至少执行标准（一般）防护，诊疗过程中注意患者及家属的流行病学调查。

3. 特殊场所　　急救车洗消场所的防护应严格遵守消毒、隔离的各项规章制度，根据导致感染的危险性程度采取分级防护和加强防护；严格执行手卫生规范；在不同区域穿戴和摘脱相应的防护用品。转运确诊患者的所有人员与洗消点工作人员，至少应采取二级防护，必要时采取三级防护措施。

4. 转运、洗消人员的健康管理　　传染病转运人员、洗消人员应每天接受体温检测和传染病症状排查。当体温＞37.3℃或有不适症状时应第一时间通知所在单位院感科并接受隔离、排查、检测、治疗等，降低聚集性病例出现的风险。

5. 各急救站点人员、行政人员健康监测与办公场所防控　各急救分中心（急救站点）、行政科室应临时委派一名专人负责疫情期间防控职责，包括所在科室人员的日常体温监测和本科室内空气、物表、地面等环境卫生的清洁消毒工作，具体工作如下所述。

（1）落实办公环境的开窗通风，每天 2 次，每次 20～30 分钟；对一线医务人员的办公、休息场所在通风基础上需要每天应用紫外线灯进行消毒，每天至少 1 次，每次 60 分钟。

（2）监督、检查消毒专员对办公室内外门把手、办公电话、照明（电源）开关及公用物品等进行清洁消毒，行政办公区域使用有效氯 250～500mg/L 的含氯消毒剂喷洒或擦拭消毒，每天至少 2 次；一线医务人员办公、休息场所使用的消毒剂含有效氯 1000mg/L，每天至少 2 次，可视情况增加至 4 次，并填报环境清洁消毒记录表（表4-1）。

表4-1 环境清洁消毒记录表

科室：

办公环境	空气				地面				物体表面			
	通风	紫外线消毒	频次	作用时间	清洁	含氯消毒剂种类，浓度（mg/L）	频次	作用时间	清洁	含氯消毒剂种类，浓度（mg/L）	频次	作用时间
办公室												
会议室												
会议室桌椅												
休息室												
办公电话												
门把手												
文件柜												
打印机												
茶炉水龙头												
电源开关												
鼠标、键盘												

科室负责人：　　　　　　　　　　　　　　　防控员：

（3）负责提示科室内人员加强日常防护，佩戴口罩，注意个人卫生，勤洗手，打喷嚏或咳嗽时用手肘衣服遮掩口鼻。出行乘坐公共交通工具时要做好个人防护。

（4）负责每天统计科室内人员体温情况并按要求填写防控体温监测记录表（表4-2）。

（5）负责每天询问本科室职工及其家属的健康状况，如发现有发热、咳嗽、气促等呼吸道感染症状时，应第一时间向院感科报告。

表 4-2　体温监测记录表

序号	姓名	日期/体温（℃）												
		月	日	月	日	月	日	月	日	月	日	月	日	月 日

科室负责人：　　　　　　　　　　　　　　　　　　防控员：

三、穿脱防护用品标准流程

　　穿防护用品过程应遵循步骤依次穿戴，确保每一步有效，具体步骤见图 4-1。摘脱防护用品动作应轻柔，口罩的摘除时机可根据具体情况而定，特别是不能在明确被污染的物品摘脱之前。具体步骤见图 4-2。

1. 穿防护用品步骤

手卫生

戴医用防护口罩（检查密闭性）

戴一次性帽子

戴医用外科口罩

戴第一层乳胶手套（工作服外粘胶带）

穿防护服（粘贴门襟、整理）

戴第二层乳胶手套（防护服外粘胶带）

全面型呼吸防护器（重症患者转运时呼吸道防护装备）

穿防水隔离衣（重症患者转运时额外穿戴）

穿一次性鞋套

穿胶靴（靴口放在防护服内）

穿靴套

带护目镜或防护面屏（检查贴合度）

检查确认穿戴效果（院感或专职人员）

图 4-1　穿防护用品步骤

2. 脱防护用品步骤

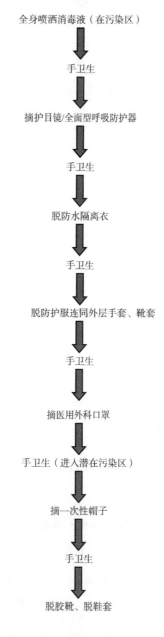

全身喷洒消毒液（在污染区）

↓

手卫生

↓

摘护目镜/全面型呼吸防护器

↓

手卫生

↓

脱防水隔离衣

↓

手卫生

↓

脱防护服连同外层手套、靴套

↓

手卫生

↓

摘医用外科口罩

↓

手卫生（进入潜在污染区）

↓

摘一次性帽子

↓

手卫生

↓

脱胶靴、脱鞋套

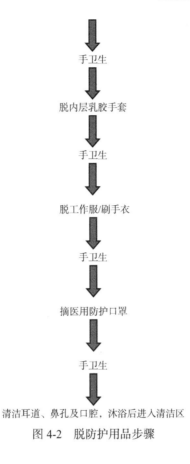

手卫生

脱内层乳胶手套

手卫生

脱工作服/刷手衣

手卫生

摘医用防护口罩

手卫生

清洁耳道、鼻孔及口腔，沐浴后进入清洁区

图 4-2 脱防护用品步骤

四、车辆器材洗消方法与流程

1. 车辆、物品的常用消毒方法

（1）急救车辆消毒

1）急救车开窗自然通风换气是预防呼吸道传染病交叉感染的一项重要措施。无窗的车辆开启排风扇，负压车需保证负压装置运转良好。

2）紫外线灯照射加消毒液擦拭法：物体表面用有效氯 1000mg/L 的含氯消毒剂擦拭后，空气用移动式紫外线灯照射 1 小时（按不少于 1.5W/m³ 安装）。

3）消毒剂溶液擦拭法、喷洒加擦拭法、喷雾消毒法。

A. 消毒剂溶液擦拭法：用于救护车驾驶室及医疗舱内壁、门窗、地面及车内物体表面，以及车锁外门把手、扶手、安全带等形态不规则、多面体的消毒。使用至少有效氯 1000mg/L 的含氯消毒剂擦拭，30 分钟之后用清水擦拭。

B. 喷洒加擦拭法：用于消毒医疗舱内壁、门窗、地面及物体表面，用小型喷壶装入消毒剂溶液喷洒污染的部位，喷洒量以喷湿为度。喷洒的同时用消毒液擦拭和拖地，使消毒液均匀覆盖于需消毒的表面、地面。

C. 喷雾消毒法：用于大批量转运传染病患者，转运新型冠状病毒感染的患者后，需对车内空气、表面、地面及物体表面联合消毒时可采用喷雾消毒法。常用小型电动气溶胶喷雾器及 0.5% 过氧乙酸水溶液，先表面后空间，循序而行。喷雾产生的过氧乙酸液体气溶胶不仅可杀灭空气中的微生物，而且雾滴均匀地覆盖于物体表面，对表面也有良好的消毒效果。在空气及表面消毒时要求在密闭空间里形成浓雾并注意药物用量（参考药物用量为 0.75～1g/m³）；强调表面及地面消毒时喷药量以用有效浓度的消毒液喷至均匀湿润为度。喷雾完毕，密闭 1 小时，开门、开窗通风，消毒员上车对固定在车内的仪器、设备进行消毒（不能用消毒剂喷雾并固定在车上的仪器、设备使用前用塑料薄膜覆盖、透明塑料袋罩住），将罩、膜摘去，用 75% 乙醇溶液、含氯消毒剂或加防腐剂的含氯消毒剂擦拭消毒。再用高压水枪冲洗，或清水擦拭、拖地。消毒、清洁完毕，车辆驶入清洁停车场。

4）干雾过氧化氢消毒：使用 5%～7.5% 过氧化氢喷雾消毒，5～8ml/m³，作用 40～60 分钟，充分通风并用清水擦拭。

（2）物体表面消毒：使用有效氯 1000～2000mg/L 的含氯消毒剂浸泡擦拭消毒，作用 30 分钟后对易腐蚀物品用清水洗净或擦拭。对于一般性污染物可用有效氯 3000mg/L 的含氯消毒剂或过氧乙酸浸泡 30 分钟以达到消毒效果，有明显痰迹和分泌物污染则需提高浓度到 5000mg/L，浸泡 60 分钟以上。

（3）患者血液、分泌物、呕吐物、排泄物的消毒：处理黏稠的上述污物用有效氯 20 000mg/L 的含氯消毒剂或 5% 84 消毒液原液 2 份加入 1 份污物中，处理稀薄的血液、分泌物、呕吐物、排泄物则按 1 份消毒液加入 2 份污物中的比例，介于两者之间的加等量消毒液（患者的痰液加等量消毒液），混匀后作用 2 小时，再进行下一步处理。对上述污物污染的医疗用品及物体表面则需用有效氯 5000～10 000mg/L 的含氯消毒剂浸泡、擦拭消毒作用 60 分钟以上。

（4）医疗用品的消毒：院前转运与治疗过程中应尽量使用一次性材料。转运呼吸机尽量使用一次性呼吸机管道，可重复使用的管道、容器等使用后应视污染程度不同，立即用有效氯 5000～10 000mg/L 的含氯消毒剂浸泡 30～60 分钟再清洗、灭菌/消毒。体温计、血压计袖带用有效氯 1000～2000mg/L 的含氯消毒剂浸泡 30 分钟后清洗、晾干备用。诊箱用有效氯 1000mg/L 的含氯消毒剂擦拭消毒，听诊器、仪器、除颤仪电极板等用 75%乙醇溶液擦拭消毒。擦拭消毒应行两遍。不能采取以上消毒方式的用品（手机、精密仪器等）用透明塑料膜、袋密封，每次更换。其他医疗器械的消毒与灭菌按照国家规定执行。

（5）防护用品的清洗与消毒：可以重复使用的防护用品、刷手衣裤等纺织品使用有效氯 250～500mg/L 的含氯消毒剂浸泡 30 分钟再送洗衣房高温清洗消毒。防护眼镜、防护面罩使用 75%乙醇溶液或有效氯 1000mg/L 的含氯消毒剂浸泡 30 分钟后，清洁洗净后晾干备用。

（6）医疗垃圾的处理：各类针头、锐器放置于防渗漏、防穿刺的利器盒，其他医疗垃圾、污染的一次性物品及传染病患者的生活垃圾一律用双层黄色垃圾袋封闭，按医疗垃圾处理。同时根据《医疗废物管理条例》和《医疗卫生机构医疗废物管理办法》的有关规定进行处置和管理。

2. 执行不同任务的急救车辆洗消流程

（1）日常急救车辆：指接诊和转运日常急症患者而非明确传染病相关任务的急救车。可根据条件采取消毒剂溶液擦拭法、喷洒加擦拭法、喷雾消毒法等，做到随时消毒。随时消毒是指对患者污染的物品和场所及时进行消毒处理。随时消毒包括：①对患者的分泌物或排泄物及其污染的车辆和物品、诊疗用品、污物的消毒等；②医务人员的手要进行及时清洗或消毒；③在救治、转运患者的过程中注意保持环境的通风（包括自然通风和机械通风）。

流程： 完成任务→返回途中根据条件可开窗通风→返回急救站点清洁处理医疗舱内明显污物、呕吐物、血迹、医疗垃圾等（使用含氯消毒剂浓度不应低于有效氯 1000mg/L）→擦拭门、担架扶手及患者可能触碰的地方→对可能污染的医疗器材进行擦拭、消毒→驾驶室内擦拭消毒物品应与医疗舱使用物品分开。

（2）发热转运车辆：指接诊、转运可疑传染病患者或确诊传染病等高风险患者转院任务的车辆，需严格执行消毒流程，实施终末消毒。终末消毒是指传染源离开有关场所后进行的彻底消毒处理，应确保终末消毒后的场所及其中的各种物品不再有病原体的存在。消毒对象包括前后舱内壁、座椅、担架、台面、地面、物体表面、医疗用品，以及患者的血液、分泌物、排泄物、呕吐物及其污染物品等。终末消毒流程见图4-3。

流程： 完成任务→返回途中根据条件可开窗通风，有负压条件的车辆应门窗密闭，负压处于开启工作状态→到达洗消地点司机将车钥匙、通信手机放在指定地点待消毒→专人给予医疗舱消毒，可用过氧化氢以 5～7ml/m³ 的消毒浓度喷洒消毒后车厢，密闭 40～60 分钟后用清水擦拭。也可用其他方法消毒，达到终末消毒→急救车驾驶室使用有效氯 1000mg/L 的含氯消毒剂喷洒消毒后清水擦拭，仪表盘、GPS 显示屏等使用 75%乙醇溶液擦拭→车辆外面门把手用 75%乙醇溶液（或有效氯 1000mg/L 的含氯消毒剂喷洒）消毒后清水擦拭。

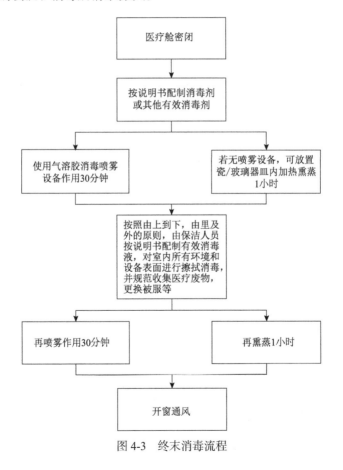

图 4-3 终末消毒流程

第五章 日常急救

一、基本防护

在疫情流行期间从事日常急救工作的院前急救人员应严格执行标准防护并规范手卫生。高等级防护应根据事件类别分别准备，如转运疑似和确诊病例，应至少执行二级防护标准。

注意：各地区在 120 调度员接警时，对于发热及呼吸道相关症状为主诉的患者应简短询问是否来自于新冠肺炎疫情的中高风险地区、有无疫区旅游史或有无与确诊患者的接触史，根据情况调派相应的车辆执行急救任务，亦应将相关可疑情况告知车组医务人员，以备车组人员做好相关防护。

二、现场问诊

疫情流行期间，应注重问诊过程中关于流行病学调查情况，以降低车组人员暴露的风险。

1. 近距离接触患者前给患者佩戴一次性医用口罩，并进行流行病学调查（发病前 14 天内有无新冠肺炎疫情的中高风险地区及周边地区，或其他有病例报告社区的旅行史或居住史；发病前 14 天内是否有与新型冠状病毒感染者接触史；发病前 14 天内是否曾接触过来自新冠肺炎疫情的中高风险地区及周边地区，或来自有病例报告社区的发热或有呼吸道症状的患者），对可疑患者应执行二级防护标准。

2. 问诊应详细，除询问与此次发病主诉相关症状及鉴别诊断外，还应关注患者在本地区的活动轨迹。

3. 必要时需了解家庭成员活动轨迹及有无发热和呼吸道相关症状。

4. 在问诊过程中，患者家庭成员如有确诊患者，且与救治患者有密切接触者应做好隔离防护，并填报新型冠状病毒肺炎病例密切接触者登记表（表5-1）。

表 5-1　新型冠状病毒肺炎病例密切接触者登记表

姓名	联系方式	性别	年龄	与病例关系	最早接触时间

最后接触时间	接触频率[1]	接触地点[2]	接触方式[3]	备注（注明单次暴露时间）

1 接触频率：①经常；②一般；③偶尔。
2 接触地点：①家中；②医疗机构；③工作场所；④娱乐场所；⑤其他（在表格中注明）。
3 接触方式：①同餐；②同住；③同屋；④同床；⑤同室工作学习；⑥诊疗、护理；⑦同病房；⑧娱乐活动；⑨其他（请在表格中注明）。

三、现 场 体 检

1. 依据问诊结果，应有针对性地进行重点查体及必要的辅助检查。

2. 应重点对肺部进行听诊，建议避免与患者面对面，有条件时患者应佩戴口罩。

3. 应对患者的体温、脉搏、心率、血压及脉搏血氧饱和度进行测量。

4. 现场进行测量血压、心电图检查、心电监护等操作后，应增加对接触患者的物体表面进行清洁、消毒的频次，避免造成交叉感染。

5. 执行指血糖、生化等检测时，操作人员需常规佩戴一次性橡胶/丁腈手套，并尽可能使用带有保护的穿刺耗材。

6. 随时注意规范手卫生，无洗手条件时使用免洗手消毒剂。

四、现 场 处 置

根据问诊、查体、辅助检查及结合患者既往病史，得出初步诊断，给予必要的药物治疗和对症治疗。

1. 体位 可以正常交流的患者应根据患者意愿选取舒适体位；针对意识不清患者应采取平卧位进行搬抬和转运，但要确保呼吸道通畅；针对呼吸困难的患者应采取半卧位或坐位。

2. 氧疗 对于脉搏血氧饱和度<94%或有呼吸困难等缺氧症状的患者应根据监测脉搏血氧饱和度结果调整给氧方式和氧流量，以确保患者脉搏血氧饱和度≥94%。对于鼻导管吸氧患者，如可耐受则应佩戴一次性医用口罩或医用外科口罩。当患者病情需要行气管插管或吸痰等操作时，操作人员需佩戴护目镜或防护面屏，加穿一次性防水隔离衣并佩戴手套，降低暴露风险。

3. 监护 对于初测生命体征不平稳或在转运途中需要持续关注体征的患者应给予心电监护，根据变化调整治疗措施。

4. 建立输液通路 根据患者初步诊断及病情建立输液通路，给予相应药物治疗，建议使用带保护的安全注射装置。

5. 健康宣教 针对拒绝去医院的患者或陪同患者一同前往医院急（门）诊就诊的家属，应做好新型冠状病毒肺炎相关知识及日常预防措施的健康宣教工作。

第六章 院前转运

一、基本要求

1. 各地区卫生行政管理部门统筹负责辖区内新型冠状病毒肺炎病例转运的指挥调度工作。疑似病例和确诊病例都应转运至定点医院集中救治。医疗机构发现新型冠状病毒肺炎病例时，需向本地卫生行政管理部门报告，由卫生行政管理部门组织急救中心（站）用专用车辆将病例转运至定点医院隔离救治。

2. 各地急救中心（站）应当设置专门的区域用以停放转运救护车辆，配置洗消设施，配备专门的医务人员、司机、救护车辆负责新型冠状病毒肺炎病例的转运工作。

3. 医疗机构和急救中心（站）应当做好患者转运交接记录，并及时报上级卫生行政管理部门。

二、隔离措施与转运要求

1. 洗消组设立清洁区、潜在污染区和污染区，环境布局符合隔离要求。配置干雾过氧化氢消毒设备、电动气溶胶喷雾器、喷洒器等消毒和清洗设施。急救车医疗舱为污染区，驾驶室视为潜在污染区，转运中尽可能减少对驾驶室的污染。

2. 转运救护车辆的车载医疗设备（包括担架）专车专用，驾驶室与医疗舱应严格密封隔离。急救车内配备全套防护用品、消毒液、含氯消毒片、酒精棉片、医疗废物容器、利器盒、一次性担架单。确诊病例、疑似病例一车一人隔离转运。

3. 参与转运人员需执行二级防护标准,并视患者病情加强为三级防护。接触疑似病例或确诊病例后要及时更换防护物品并按流程摘脱防护用品。

4. 转运救护车应具备转运呼吸道传染病患者的基本条件,尽可能使用负压救护车进行转运。所谓负压即利用技术手段,使救护车内气压低于外界大气压,空气只能由车外流向车内,而且负压还能将车内的空气进行无害化处理后排出,可以最大限度地防止病原体传播,降低医务人员交叉感染的概率。救护车内每小时换气 20 次,负压值 -30～-10Pa,过滤分离率达 99.9%。若无负压救护车,转运时应当在患者上车前关闭驾驶室与医疗舱之间的窗门,开启其他车窗通风或开启排风扇通风,冬天注意患者保暖。工作时尽量处于上风位置。若患者病情允许,应为其佩戴口罩。在咳嗽或打喷嚏时,用卫生纸遮掩口鼻,然后将卫生纸丢入医疗废物桶,转运后对车辆进行消毒处理。转运重症病例时,应随车配备必要的生命支持设备,防止患者在转运过程中病情进一步恶化。

5. 在转运呼吸道传染病患者时可使用负压隔离舱,有助于降低新型冠状病毒对环境和医务人员的污染。负压隔离舱主要由密闭舱体、负压生成装置及空气过滤装置三大部分构成。舱体为相对密闭结构,由负压生成装置在隔离舱内形成微负压,隔离舱的排气口配有高效过滤空气净化系统。其性能安全可靠,使用简单方便。

6. 救护车返回后需严格消毒才可再转运下一例患者,医务人员和司机的防护,车辆、医疗用品及设备消毒,污染物品处理等均按照《医院感染管理办法》《消毒剂使用指南》及相关规定执行。

三、转 运 流 程

属地医疗机构出现新型冠状病毒肺炎疑似病例或确诊病例时需转往定点医疗机构，由属地卫生行政管理部门牵头，组织进行转运调派，属地急救中心（站）派专用车辆转送，新型冠状病毒肺炎转运调派流程见图 6-1，急救中心（站）的具体实施流程见图 6-2。

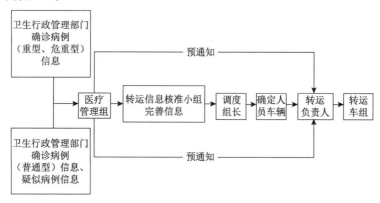

图 6-1　新型冠状病毒肺炎转运调派流程图

具体流程：当地卫生行政管理部门/医疗机构医务部门→属地 120 调度指挥中心→120 急救中心指定联络人→确认患者转诊情况→120 调度专席→调派专用转运车组→车组执行二级防护→根据患者病情配备相应抢救设备→执行任务，与转出医疗机构交接并带齐转诊资料→途中严密监测患者病情，确保安全送达定点医院隔离救治→任务结束，返回洗消点终末消毒。

到达拟转诊医疗机构后，需与医生交接后将患者的医疗资料带齐。建议制订新型冠状病毒肺炎患者转运申请单（具体由属地卫生行政管理部门制订统一格式），可参见表 6-1。

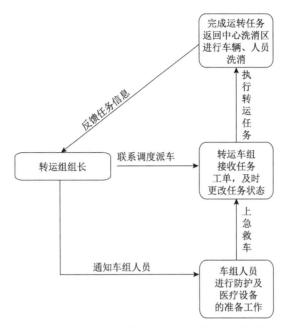

图 6-2 急救中心（站）的具体实施转运组流程

表 6-1 新型冠状病毒肺炎患者转运申请单

新冠肺炎转运申请单（确诊/疑似病例）

申请日期:			转运日期:		
转出医院:			联系人:	联系电话:	
接收医院:			联系人:	联系电话:	
姓名		□男 □女	年龄		就诊日期
身份证号			地址		
联系方式			家属联系人	电话	
医保类型	□职工、城镇居民医保 □公费医疗 □新农合 □商业保险				
诊断	诊断类型：□确诊病例 □疑似病例				
	临床分型：□无症状 □轻型 □普通型 □重型 □危重型				

续表

诊断	新型冠状病毒核酸检测结果：□阳性　□阴性　□待测
	确诊机构名称：
接触史	发病前 14 天内，是否有新冠肺炎疫情的中高风险地区居住或旅游史，□是　□否
	发病前 14 天内，是否有新型冠状病毒肺炎确诊病例接触史 □是　□否
	从接触至发病时间____天
	是否为医疗机构工作人员：□是　　□否

简要病史：

体格检查	最高 T 　℃　P 　次/分　R 　次/分　BP 　/ 　mmHg 　SpO$_2$
	胸部 X 线或 CT 检查结果：
	神志：□清醒　□嗜睡　□模糊　□谵妄　□昏睡　□昏迷
所需转运设备	静脉输液：□有（□输液泵　□注射泵）□无
	心电监护：□有　□无
	给氧方式：□鼻导管　□面罩　□有创呼吸机给氧　□无创呼吸机给氧

新冠肺炎转运申请单（密切接触人员）

申请日期：

姓名：	□男　□女	年龄：
身份证号：	地址：	
现住址：	联系人：	联系电话：
密切接触患者姓名：	关系：	末次接触时间：
接触地点：	接触频率：	接触方式：
拟送观察点或医院：	联系人：	联系电话：
开始观察日期：	观察截止日期：	

简要情况：

体格检查	T ℃（最高）　P　次/分　R　次/分　BP　/　mmHg
	胸部 X 线或 CT 检查结果：
	神志：□清醒　□嗜睡　□模糊　□谵妄　□昏睡　□昏迷
所需转运设备	静脉输液：□ 有（□输液泵　□注射泵）　□无
	心电监护：□有　□无
	给氧方式：□无　□鼻导管　□面罩　□有创呼吸机给氧　□无创呼吸机给氧

医生：

申请单位：	联系电话：

四、重症患者评估与转运

重症患者有不同程度的呼吸困难和（或）低氧血症，严重者快速进展为急性呼吸窘迫综合征（ARDS），部分患者可进展为急性呼吸衰竭。尽早实施并掌握面罩吸氧，以及无创、有创通气支持的适应证，成为早期救治重症患者的重要措施。

为落实集中病例、集中专家、集中资源、集中救治的"四集中"原则，及时、高效地展开救治，尤其是针对危重症患者。各地区将会把危重症患者集中转运至定点医院，抽调危重症、传染病、呼吸科等方面专家集中诊治。院前转运医务人员需对危重症患者的转运做到准确评估、途中持续监测并给予必要的呼吸支持，及时、安全地将患者转运至定点医疗机构。

（一）患者评估

出发前需与转出医院联系，了解患者病情，以配备相应设备，医务人员检查医疗设备处于备用状态，告知转出医院拟到达时间，配合做好相关准备工作。到达医院后，尽快了解患者病情及转出医院给予的治疗措施，若有静脉输液治疗，需了解药物名称及剂量。重点评估患者的意识状态、血压水平、呼吸频率及脉搏血氧饱和度，根据上述生命体征并结合患者基础疾病做出呼吸支持治疗决策。若需呼吸机辅助通气应遵循之前的模式和参数进行调试，并连接转运呼吸机观察适应 5～10 分钟，确保患者生命体征无明显变化后开始转运，患者应给予必要的约束固定，确保转运过程的安全。

（二）患者转运

1. 持续监测　在转运途中应给予持续多参数监护仪监测（条件达不到的地区在患者转运途中至少要配备便携式血氧饱和度仪）。途中根据监测实时数据，调整呼吸支持方式，如将普通面罩吸氧改为储氧面罩吸氧；使用呼吸机辅助通气，根据监测数据调整相关参数设置。

2. 患者体位　神志清楚患者采取舒适体位，如有呼吸困难者建议选取半卧位以减轻腹腔内脏器对心肺的压力，有利于气体交换；条件允许时可垂下双腿呈坐位，由于重力作用，部分血液滞留于下肢和盆腔，使回心血量减少，从而减轻肺淤血和心脏负担。

3. 呼吸支持　所有患者的脉搏血氧饱和度＜94%都应该给予氧疗，随后调整氧流量维持脉搏血氧饱和度 94%～98%，患者如合并慢性阻塞性肺疾病（COPD）应维持脉搏血氧饱和度 88%～92%。具体呼吸支持方式及使用方法如下所述。

（1）鼻导管：适用于普通型，无明显呼吸困难的患者。一般给予 2～4L/min 的低流量吸氧。

（2）普通面罩、储氧面罩或文丘里面罩：当患者出现呼吸困难，经鼻导管吸氧治疗症状改善不明显，脉搏血氧饱和度≤90%的患者应及时更换为普通面罩（6～10L/min）；当患者初始脉搏血氧饱和度＜85%或转运途中经鼻导管或普通面罩吸氧治疗后脉搏血氧饱和度仍≤90%时，应选用非重复呼吸的储氧面罩（氧流量 10～15L/min）尽快纠正低氧状态；当患者既往合并慢性阻塞性肺疾病时应考虑给予文丘里面罩（4～10L/min）使用，避免引起二氧化碳潴留。

（3）经鼻高流量湿化氧疗（HFNC）或无创通气（NIV）：HFNC 是一种新型呼吸支持方式，设备包括加温湿化部件、空氧混合装置、连接管路及高流量鼻塞部分，通过吸入高流量氧气产生一定量的呼气末正压，维持肺泡开放，以及经过湿化的气体能降低上气道阻力、湿化痰液以利于排出，从而可改善患者部分通气和换气功能。临床上 HFNC 适用于轻、中度 Ⅰ 型呼吸衰竭患者，由于 HFNC 不能明显辅助通气，故 Ⅱ 型呼吸衰竭的患者慎用。HFNC 时患者应采取半卧位或坐位，参数设置：初始调整流量为 30～40L/min，温度设定在 31～37℃，逐渐调整氧浓度使脉搏血氧饱和度达到94%～98%，如患者出现二氧化碳潴留应调高流量，关注患者的舒适性和耐受性。在院前转运中此装备尚未普及，且该设备不易实施加温湿化的操作及可能增加气溶胶产生的机会等，故在转运传染病患者时不推荐该治疗手段。

无创通气是重症患者重要的辅助治疗方法之一。根据病情采取适当策略，最大限度地降低患者的死亡率。无创正压通气(noninvasive positive pressure ventilation，NPPV）可降低气管插管率，因而理论上能够降低医务人员在为患者行气管插管和人工气道管理中的感染风险。新型冠状病毒肺炎危重症患者的呼吸支持尤为重要。接受无创通气的患者在途中应由经验丰富的医务人员严密监测，避免在途中出现病情恶化，应避免在途中给予气管插管操作，增加暴露的风险。故在危重症患者转运前应结合患者生命体征、既往病史、转运路程等综合评价无创通气使用的安全性，在转运过程中医生应随手配备球囊面罩备用。

（4）有创通气：若上述呼吸支持不能改善患者低氧血症、呼吸窘迫、高碳酸血症，以及患者血流动力学不稳定，应尽早行气管插管和有创通气。有创通气的使用应采用肺保护性通气策略以减少肺损伤，潮气量设定为 4～8ml/kg，吸气压小于 30cmH$_2$O（1cmH$_2$O=0.098kPa），应用气道正压（PEEP 设定为 5cmH$_2$O）改善肺内气体分布，利于缺氧的改善，对中重度 ARDS 患者应设定高 PEEP，具体 PEEP 设定值需要考虑减少肺不张的收益与肺损伤风险之间的关系。使用过程如人机不同步，可经静脉给予肌肉松弛药和镇静药。在转运过程中医生应随手配备球囊面罩备用。

（5）联系汇报：在转运途中要提前联系接收医院做好接诊准备，汇报患者抵达的大致时间，患者病情、生命体征及监测数据、途中有无病情变化，以及是否需要准备特殊器材等。

（6）感染风险防控：新型冠状病毒肺炎的主要传播途径是经呼吸道飞沫和密切接触传播，故在转运过程中应最大限度地减少与患者的直接接触，并尽量减少患者呼吸道飞沫产生的机会。其中机械通气是新型冠状病毒肺炎危重症患者最重要的生命支持手段，但呼吸机及其相关配件在使用中易出现携带病原体的飞沫或气溶胶扩散，是一种高风险的传播途径。

1）转运人员配备：根据相关经验，除转运呼吸机外，尽量减少人员配置，降低感染风险。

2）个人防护措施应始终贯穿于整个转运过程，直至按规程脱下防护装备，在转运过程中如接触患者进行相关操作后，建议使用免洗手消毒液消毒。

3）若病情允许，患者在鼻导管吸氧过程中应全程佩戴口罩。普通氧疗时不建议湿化，避免增加气溶胶的产生。

4）使用无创呼吸机尽量采用一次性呼气阀，漏气孔勿对向操作者，避免采用面罩一体阀和平台阀；有创机械通气时应使用一次性管路，集水杯建议使用带有单向阀的直列装置，在患者和呼吸机管路之间使用过滤器，也应在呼吸机的压缩机入口处装上过滤器，如紧急情况使用球囊面罩也应加装过滤器；在途中如需吸痰首选密闭式吸引装置；抵达医院交接并断开有创呼吸机管路时，应使用止血钳短暂夹闭气管导管后再连接呼吸机。

5）转运结束后应立即使用含氯消毒剂对患者可能接触的部位进行喷洒，降低洗消人员风险；返程途中，应将医疗舱开窗通风，如车辆为负压隔离车应关闭门窗，开启负压模式。

第七章 医学防控措施

2020 年 1 月 20 日，我国将新型冠状病毒肺炎纳入《中华人民共和国传染病防治法》规定的乙类传染病，按甲类传染病管理。新型冠状病毒肺炎的防控围绕传染源、传播途径和易感人群三个环节，采取以管理传染源、切断传播途径和保护易感人群为主要内容的综合防控措施。

同时，针对当前我国新型冠状病毒肺炎疫情的流行特点，结合目前疫情防控中存在的突出问题，我国仍然要坚持早期发现和管理传染源、切断传播途径为主的防控策略，主要防控措施包括以下内容。

一、疫情信息监测

完善疫情信息监测报告，加强病例发现和病例报告，提高医疗机构对新型冠状病毒肺炎的诊断和报告意识，有发热或呼吸道症状者应注意询问流行病学史，发现疑似病例或确诊病例后，应当立即进行网络直报。社区组织要开展主动健康监测，及时发现有流行病学史并且出现发热或呼吸道症状的人群，作为重点风险人群，由专业机构采样检测。发生聚集性疫情后，辖区疾病预防控制中心应当在 2 小时内按照突发公共卫生事件进行网络直报。

二、隔离传染源

对于新型冠状病毒肺炎患者，各级各类医疗机构要做到早发现、早报告、早诊断、早隔离、早治疗。在具备有效隔离条件和防护条件的定点医院，对确诊病例和疑似病例进行隔离诊治。隐性感染者不需要特殊治疗，但还是需要一定时间的隔离观察。建议尽快对病例按病情分类，将危重、重症或肺炎病例收入院治疗，由呼吸科和（或）传染病专科医务人员进行救治。其他轻症患者关键在隔离，不需特殊治疗或仅对症治疗。可通过征用专门的病房楼、宾馆等地点进行隔离管理，配备医务人员，定期巡诊，尽量不占用有限的医院床位和专科治疗医务人员等医疗资源。此外，建议加快对隐性感染者及其传染性的研究。

三、加快疑似病例的诊断

大量疑似病例的存在和每日不断新增的疑似病例的积累，严重干扰了疫情趋势的研判，影响了防控的决策和措施的落实。建议尽快调整当前的实验室检测布局，加快病例诊断时间，简化病例诊断程序。新冠肺炎疫情高风险地区在接受全国支援的同时，应在疫情重点地区设立区域检测中心，抽调全国的检测力量，尽快完成存量疑似病例标本的检测，明确诊断。其他低中风险地区应尽量缩短疑似病例的确诊时间，简化病例诊断程序，疑似病例的确诊或排除应在 48 小时内完成。建议把缩短疑似病例诊断时间作为防控工作的重要内容之一。

四、密切接触者管理

加强对病例密切接触者的排查和管理。由于存在一定比例的隐性感染者，并且这部分人群同样具有传染性，仅根据有无症状来筛查密切接触者无法达到隔离传染源的目的，建议对密切接触者在发现时即进行采样检测，以尽早发现可能存在的传染性，并在医学观察解除时开展病原筛查，以防范隐性感染者处于排毒期。

五、聚集性疫情防控

疫情初期以散发病例为主，随着疫情的发展，聚集性疫情所占发病数的比例不断增加，暴露源发生重大变化。北京、上海、江苏和山东等地发现，聚集性疫情所涉及的病例数占全部确诊病例的50%～80%。聚集性疫情已成为全国各地疫情发展的主要组成部分。对全国近千例聚集性病例进行分析发现，常见的聚集性场所有家庭、医疗机构、学校、商场、工厂、企业等，其中83%的聚集性疫情以家庭为单位；聚集性疫情的病例年龄范围比较广，从婴幼儿到老年人；一代患者传播约占22%，二代患者传播约占64%，个别的会出现三代甚至四代患者传播。建议提高对聚集性疫情严峻形势的认识，密切关注聚集性疫情动态，强化政府部门、单位、社区和个人的责任，加强全社会动员，坚决杜绝各种聚会、集会等聚集性活动，关闭人群聚集的公共场所。认真落实各项疫情预防控制措施，严格掌握病例出院标准，加强对密切接触者的追踪和管理，视情况征用宾馆、学校，对密切接触者进行隔离管理。

六、返程人员的疫情防控

各地各部门按预案制定规范和工作方案，紧密监测返程春运，最好实施错峰调度。适当控制公共交通工具满载率，为分散就坐、隔位就坐预留空间，并在交通工具后部设立隔离区，出现疑似病例或确诊病例时，可在该区域进行暂时隔离。加强对发热人员的监测和医学观察，进一步制订和完善更严格的流出、流入人员监管措施，严格公路、铁路、民航、水运等各种交通设施及工作场所防控措施，并抓细抓实。

七、院内感染防控

近期院内感染事件频发，已成为社会高度关注的热点问题。根据近期发生的院内感染事件的分析，除大城市医院的急诊、发热门诊、呼吸科和传染病科医务人员防护较严外，其他大部分医院的门诊、住院等其他科室医务人员防护意识不强，防护措施不到位，加上住院患者陪护人员和探视人员庞杂且频繁出入医院，发生新型冠状病毒院内感染的风险极大。建议开展医院医务人员全员院内感染防护培训，特别是要加强对呼吸科、传染病科以外科室人员的培训。足量配备必要的防护、消毒设施和用品，加强医务人员的个人防护。根据各地疫情发展严重程度，对口腔等高危型专科实施应急停诊。明确提出对住院手术、发热和有呼吸道疾病的病例开展新型冠状病毒核酸检测，病毒核酸检测阳性者需转入定点医院治疗。

八、社 区 防 控

社区是疫情联防联控的第一线，也是外防输入、内防扩散最有效的防线。要充分发挥社区动员能力，实施网格化、地毯式管理，确保各项防控措施得到落实。加强人员追踪和督促，各地返程人员实施居家医学观察 14 天。发动社区防控力量，配合疾病预防控制机构开展流行病学调查，对密切接触者进行规范管理。发布健康提示和就医指南，引导公众做好个人防护，出现症状及时就诊。

第八章　心理健康与调适

此次疫情中，医务人员的职责决定了其在这次战役中承担着最重要、同时又是最危险的任务。

一、医务人员最常见的不良心理反应

1. 害怕家人朋友为自己担心，因此总会想找时间与他们联络，报个平安，或者"守口如瓶、防意如城"，独自一个人默默承受所有压力；当听说家人遇到困难时，也会感到自己未能为家人多做些事情而难过自责。

2. 由于每天忙于大量的临床工作，身体和心理都会很疲惫。如果信息沟通不畅，会对工作前景感到茫然，认为工作漫长无期，对每天从事的临床工作产生悲观厌恶情绪。

3. 当看到患者非常痛苦，自己虽已竭尽全力仍不能挽回其生命的时候，会在心理上出现自我挫败感，认为自己不是一名好医生、好护士，产生强烈的自责和内疚。

4. 当看到病房里的其他医务人员都在忙着治疗患者时，会感到别人都比自己坚强，认为自己是最脆弱的人，进而不接纳自己的脆弱，不敢承认和表达自己的痛苦情绪，更不想与他人交流，担心说出自己的心情后，会被别人瞧不起，经常是独自一个人来承担痛苦，靠理智和意志来压抑、控制自己的情绪，结果感到更加痛苦和无助。

在上述情况下，医务人员会变得焦虑不安，情绪低落，控制不住地常发脾气；对患者和同事变得缺乏耐心，当遇到患者抱怨时，会感到自己很委屈，不被理解。这些心理反应会在很大程度上影响医务人员的相互配合和工作效率。因此，他们应该及时进行自我调适或主动寻求专业心理辅导与帮助。

此时，社会、医院和个人也都可以采取一些必要的干预措施来维持良好的心理状态，积极做好心理调适，既可以保持战斗力，又能有效预防应激障碍和心理创伤。

二、医务人员的自我心理调适

1. 正视情绪　允许自己在悲伤、感动时哭泣，医务人员不是"钢铁侠"，面对疫情，也会有不安、恐惧、焦虑、害怕。医务人员要坚定地告诉自己：在这样的重大突发公共事件里，在这样的严酷战场上，我有这些情绪是正常的、自然的，等这样的应激事件结束，我会恢复的。千万不能自我贬低，甚至上升到自我价值上，失去对生活的希望。

2. 保证入量　喝充足的水，并进食有益健康的食品，如足量的新鲜水果和蔬菜，适量的坚果、鱼、肉、蛋、奶等，保证食物多样性；有可能的话短暂离开工作现场进行"少食多餐"。

3. 适度锻炼　每天抽时间进行适当力量锻炼，或肌肉放松训练，即逐步紧张及放松各个肌群，让肌肉体会紧张和放松的感觉，或者进行深呼吸训练、冥想、正念等。

4. 分享感受　与家人和朋友保持联系，互相交流对所见所闻和从事工作的感受；用纸笔或网络记录下自己的所思所想，这样点滴的记录也是与自己分享的过程；与另一同事结伴，这样可以互相提醒经受的应激并及时调适。

5. 适时休息　根据工作性质、工作岗位和工作强度，结合自身状况规划休息时间；允许自己示弱，当感觉到无法承受工作压力时，请及时对主管领导诉说，按照自己的能力去做事情。

6. 调整岗位　如已出现应激反应，则及时调整工作岗位：由高应激岗位调到低应激岗位，或者从高强度工作岗位调整到相对低强度工作岗位，如从现场岗位转到常规岗位。

7. 专业支持　如出现无法入睡、情绪低落、焦虑、心慌等，持续2周不能缓解，影响工作和生活，可拨打专业的心理援助热线或寻求精神心理工作者支持。可开展一对一的心理辅导或团体心理辅导，形式上可远程进行，如语音、视频、电话等。

8. 紧急处置　如果遇到突发情况，如突然调动岗位、重大人员伤亡事故、患者死亡、患者自杀、某同事感染或因此牺牲等，应立即脱离应激情景，并请专业精神心理工作者进行紧急心理干预。

三、社会和医院的应对措施

1. 未雨绸缪　对于即将进入疫情一线工作的医务人员，建议在上岗前进行业务培训的同时，进行心理危机干预的预防性晤谈。目的是公开讨论内心感受，支持和安慰，资源动员，帮助当事人在心理上（认知上和感情上）对应激有所储备。

2. 统筹安排　对于已经在疫情一线工作的医务人员，合理排班，计划在前，让每个人对自己的工作有充分的心理预期，避免临时安排工作；保持适当休息，保证充分的睡眠和饮食。提供不返家的自我隔离的休息区和睡眠区。针对岗位特点和风险评估结果，开展主动健康监测，包括体温和呼吸系统症状等。采取多种措施，保障医务人员健康地为患者提供医疗服务。

3. 科学研判　让医务人员知晓面对突发公共事件会出现哪些正常心理反应，但当持续出现以下表现时需及时提供帮助，如交流思想出现困难，难以记住指令，比平时显得笨拙，维持平衡出现困难，为小事发生争执，难以做决定，注意范围狭窄、集中困难，不必要的冒险行为，震颤、头痛、恶心，视野局限、听力模糊，感冒或流感样症状，容易产生挫败感，难于解决问题，下班时难以平静下来，无故拒绝执行命令、拒绝离开现场，滥用药物、乙醇，定向障碍或精神混乱，无目的动作等。

4. 提供保障　尽可能消除一线医务工作者的后顾之忧，家庭有困难的需要安排相关部门和志愿者协助其家庭生活，让医务工作者可以安心投入工作。

5. 信息畅通　做好早期预警预报，加强对感染防控和心理危机干预工作的监督与指导，发现隐患，及时报告并整改。发现疑似或确诊新冠肺炎患者时，应当按照有关要求及时报告，并在 2 小时内上报信息，做好相应处置工作。

四、新冠肺炎患者等被转运人员的心理支持

1. 提前抚慰　在接通患者拨打的急救电话时，调度人员用简练的语言获取患者相关信息后，主动告知其急救车会第一时间赶到目的地，车上配备了针对新冠肺炎疫情院前急救的先进设备设施，并通过调度平台能够实现三方及时联系。急救医务人员也可告知患者和家属提前需要做哪些准备等注意事项，以突出专业性，给患者和家属以更大的信心来缓解紧张、焦虑情绪。

2. 有效倾听　急救医务人员到达现场后，迅速、果断地对患者进行紧急处置的同时，应该重视患者和家属情绪的变化。他们会担心受新冠肺炎影响，生命会受到威胁，导致情绪低落、异常

紧张，甚至精神恍惚等。此时，要注意倾听患者和家属诉说的每一个细节，即使有时言语显得啰嗦，也应保持语言温和、态度镇定，在不影响急救时间的前提下，不要轻易打断他们。

3. 主动共情 院前急救转运过程中，患者和家属可能由于对定点医院等目的地不了解等，出现焦虑、恐慌，甚至悲观沮丧等情绪。此时，急救医务人员应主动讲述之前的转运经历，其他患者和家属的真实感受，以及对于他们担心的理解，并暗示患者和家属积极的心态对病情的正向作用，以及消极情绪对病情的不良影响。

4. 全面交接 到达发热门诊或定点医院等目的地后，急救医务人员应告诉患者和家属这里有先进的医疗设施，有抗击疫情经验丰富的医务人员，患者可以在医院得到及时有效的治疗，进一步缓解他们的不良情绪，提高治疗依从性。同时，还要与相关医务人员不仅交接转运途中患者的生命体征等信息，还应反馈心理状态，以利于对患者实施院内治疗。

附录一 防护型口罩临床医疗应用专家共识

发布：中国医院协会急救中心（站）分会、中华医学会急诊医学分会、中国产业用纺织品行业协会、中国心胸血管麻醉学会急救与复苏分会、中国医师协会急诊医师分会、全军急救医学专业委员会、中华医学会麻醉学分会、中国医学救援协会急救分会、中国卒中学会急救医学分会、中国研究型医院学会急救医学专业委员会、国际创伤生命支持中国分部（120）

通信作者：陈志，Email：cpr120@163.com

【关键词】 新型冠状病毒肺炎；口罩；临床应用

Expert Consensus on Medical Applications of Respirator

The Emergency Medical Center(First Aid Station) Branch for Chinese Hospital Association;Emergency Branch of the Chinese Medical Associaction;China Nonwovens& Industrial Textiles Association; Emergency Medicine and Resuscitation of the Chinese Society of Cardiothoracic and Vascular Anesthesiology; Chinese College of Emergency Physicans(CCEP); Emergency Branch of the China Military; Anesthesiology Branch of the Chinese Medical Association; Emergency Medicine Branch of China Association for Disaster & Emergency Rescue Medicine; Emergency Medicine Branch of Chinese Stroke Association; Emergency

Medicine Professional Committee of Chinese Research Hospital Association; International Trauma Life Support China 120 Chapter

Corresponding Author: Zhi Chen, Email: cpr120@163.com

【**Key Words**】COVID-19; Respirator; Medical applications

执　笔	陈　志	张文中	陈玉国	吕传柱
	郭树彬			
共识专家	敖虎山	蔡建军	曹　钰	曹利田
	曹秋梅	陈　锋	陈　辉	陈　彦
	陈　志	陈玉国	高　丁	高恒妙
	顾　璇	郭　伟	郭树彬	郭增勋
	韩鹏达	何小军	何忠杰	侯宇飞
	胡　南	胡雁东	黄公澍	黄志勇
	江旺祥	姜　丽	姜保国	金惠铭
	雷燕妮	黎檀实	李　兵	李　斗
	李　强	李保军	李坚韧	李尚伦
	李树林	李双明	李湘民	李章平
	林建群	刘　卫	刘红梅	刘继海
	刘家良	吕传柱	马　渝	马浩南
	马青变	马青峰	马岳峰	马正兴
	聂绍平	欧阳洁淼	彭宏伟	彭继茂
	乔伍营	秦　俭	阮海林	单　毅
	邵石雨	盛学岐	孙　勇	唐建中
	唐新宇	田　毅	田纪安	王　军
	王　梅	王　勇	王　仲	王国兴
	王天兵	王小刚	王旭东	魏　强
	吴启锋	邢　政	熊　辉	熊立泽

徐　勇	阳世雄	杨艳敏	尹　文
于海玲	于学忠	俞良曦	曾　红
曾候霖	张　莉	张　良	张　强
张　伟	张国强	张剑锋	张进军
张军根	张文中	张新超	张云强
赵　斌	赵　丽	赵晓东	赵砚丽
郑俊林	周　波	周　强	朱华栋
朱继红	朱勤忠	左明章	

自 2019 年 12 月以来，病毒性肺炎疫情蔓延全国。2020 年 2 月 7 日国家卫健委将其命名为新型冠状病毒肺炎，简称新冠肺炎，其病原体为新型冠状病毒[1]。2 月 11 日世界卫生组织总干事谭德塞在日内瓦的全球研究与创新论坛上宣布，将新型冠状病毒肺炎正式命名为 COVID-19（coronavirus disease 2019）[2]。呼吸道飞沫和密切接触传播是新冠肺炎主要的传播途径。在相对封闭的环境中长时间暴露于高浓度气溶胶情况下存在气溶胶传播的可能[3]。佩戴口罩是防控呼吸道传染病的重要措施，不正确选择和佩戴会导致感染，但是很多医务人员没有养成日常佩戴的良好习惯。特别是由于口罩种类繁多，目前尚没有明确详细的临床使用规范，临床使用存在误区，给医疗防疫带来了风险。为指导医务人员科学合理地选择和使用口罩，在国务院和国家卫健委先后发布的口罩使用指南[4, 5]基础上，联合相关学/协会制订了本共识。

1. 概　述

1.1　概念
防护型口罩一般是指戴在口鼻部位，用于过滤进入口鼻的空气，以达到阻挡有害的气体、气味、飞沫进出佩戴者口鼻的卫生用具。从过滤方式上分为空气过滤式口罩和供气式口罩。空气过滤式口罩简称为过滤式口罩，是日常工作中使用最广泛的一大类，其又分为平面口罩和立体口罩两种，都是将含有害物的空气通过口罩的滤料过滤净化后再被人吸入以达到过滤效果。其结构分为两大部分，其一是面罩的框架，其二是滤材，包括用于防颗粒的过滤材料及防毒用的化学过滤盒等。供气式口罩是指将与有害物隔离的干净气源，通过动力作用如压缩气瓶装置等，经管及面罩送到面部供人呼吸。合理佩戴口罩可以明显降低呼吸道感染风险。然而，国内一项关于甲型 H1N1 流感期间医务人员在接触患者时口罩佩戴情况的研究显示，23.6%的医务人员未佩戴口罩，而佩戴口罩人员中的佩戴合格率仅 71.1%，其中 68.9%的医师、25.9%的护士认为戴不戴口罩无所谓，还有很多卫生员、护工对佩戴口罩的重要性完全不知晓[6]。上述情况说明医务人员还未形成工作期间佩戴口罩的良好习惯。没有养成日常正确佩戴医用口罩的工作习惯是此次新冠肺炎疫情早期造成大量医务人员感染的重要原因。另外，在北京发生的一起医院内多人感染的流行病学调查中，未佩戴口罩的护工是首先被感染的重要人群。

推荐意见 1：由于传染病在暴发早期通常不能被及时发现，医务人员应养成在日常诊疗过程中合理佩戴医用口罩的工作习惯。医疗机构应根据人员的特点有针对性地加强医院工作人员的医院感染防护知识的培训，以减少医院感染的发生。宣教、培训、考核、心理辅导等综合干预措施可提升医务人员佩戴口罩的依从性与正确率[7, 8]，医院里的护工、保洁员、保安、行政后勤人员都应该被纳入管理范畴。

推荐意见 2：公众在日常医院门诊、急诊、发热门诊就医时也应常规佩戴没有呼气阀的口罩。要加强公共场所服务窗口等高风险岗位人员的科普宣教工作。

1.2 基本防护原理

口罩的防护原理与制作材料和工艺密切相关，用于阻留颗粒物的材料，如矿物性纤维、天然纤维或合成纤维和滤料纤维等，对空气中的颗粒物阻留机制包括重力沉降拦截、惯性撞击拦截、直接拦截、扩散拦截和静电拦截等[9]。①重力沉降拦截：大颗粒物质在气流中受重力影响可以沉降到滤料上，从气流中分离而沉降在口罩过滤材料上。②惯性撞击拦截：当气流中的颗粒物绕过阻挡在气流前方的滤料纤维时，较高质量的颗粒物受惯性影响偏离气流方向，撞到滤料纤维上而停留下来。③直接拦截：颗粒在气流中处于滤料的流线上，假如颗粒的半径大于流线与滤料之间的距离就会被拦截下来。④扩散拦截：微小的颗粒受到空气分子热运动的影响而发生撞击，形成布朗运动，无规律运动的颗粒接触到滤料纤维而被阻留。⑤静电拦截：很多滤料纤维都会带有静电，而气流中的颗粒无论是否带静电，当其靠近滤料纤维时就容易受静电吸引而被吸附、阻留到滤材上。因此，口罩能够阻留气流中颗粒物是综合作用的结果。大于 16 层的棉纱口罩可阻止一部分病毒侵袭，但其厚重、闷热、效率低，与人面部的密合性差。经测定，16 层棉纱口罩的过滤效果仅为 24%，24 层棉纱口罩的过滤效果也只有 36.8%。目前大多数一次性口罩主要由 3 层非织造布组成，内层和外层多为纺粘非织造布，中间层为驻极聚丙烯熔喷非织造布或具有更高过滤性能的纳米纤维复合材料。经驻极处理的聚丙烯熔喷非织造布，可利用其荷电纤维的库仑力去捕获细颗粒物（病毒气溶胶等），大幅提升过滤效率。医用口罩的外层非织造布还有防血液高压喷溅等要求。

推荐意见 3：医务人员应佩戴由驻极聚丙烯熔喷非织造布或纳米纤维复合材料制作的医用口罩。不建议医务人员使用棉纱口罩和普通织物口罩。

2. 分类与选择

2.1 国内标准分类

根据我国口罩的国家标准，将其分为三类：医用防护类口罩、劳动保护/职业防护类口罩和日常防护类口罩。其中，GB 19083—2010《医用防护口罩技术要求》[10]、YY 0469—2011《医用外科口罩》[11]和 YY/T 0969—2013《一次性使用医用口罩》[12]，适用于医用防护类口罩产品。GB 2626—2006《呼吸防护用品自吸过滤式防颗粒物呼吸器》[13]，适用于劳动防护、呼吸防护类产品。GB/T 32610—2016《日常防护型口罩技术规范》[14]，则是专门针对群众日常使用的防护类口罩产品，如防雾霾口罩。

推荐意见 4：使用者购买时应认清产品说明书上标注的国家标准类别。医务人员应使用按照 GB 19083—2010《医用防护口罩技术要求》、YY 0469—2011《医用外科口罩》和 YY/T 0969—2013《一次性使用医用口罩》标准生产的口罩。

2.2 基本性能

按照国家标准，医用防护类口罩、劳动保护/职业防护类口罩和日常防护类口罩的重点质检指标各有不同，见表 1。

表 1 不同口罩重点指标

口罩种类	主要考核项目
日常防护类口罩	耐干摩擦色牢度、耐湿摩擦色牢度、甲醛含量、pH、可分解致癌芳香胺染料、环氧乙烷残留量、吸气阻力、呼气阻力、口罩带及口罩带与口罩体的连接处断裂强力、呼气阀盖牢度、微生物(大肠杆菌、致病性化脓菌、真菌菌落总数、细菌菌落总数)、视野、防护效果、过滤效率
劳动保护/职业保护类口罩	过滤效率、泄漏性、呼吸阻力、呼气阀气密性和拉力、死腔、视野、头带拉力、气密性、可燃性

口罩种类	主要考核项目
医用防护类口罩	抗合成血液穿透、细菌过滤效率、颗粒过滤效率、阻力、密合性、阻燃、微生物、环氧乙烷残留量、皮肤刺激性、细胞毒性、迟发型超敏反应、表面抗湿性

在我国标准体系中，GB 19083—2010 标准医用口罩，分为 1 级、2 级、3 级，其中，1 级的非油性颗粒物过滤效率≥95%，2 级的非油性颗粒物过滤效率≥99%，3 级的非油性颗粒物过滤效率≥99.97%；GB/T 32610—2016 标准民用口罩，防护性能分为 A 级、B 级、C 级、D 级，各级别口罩分别应用于不同的空气质量环境，其中，A 级的非油性颗粒物和油性颗粒物过滤效率均≥95%，B 级、C 级、D 级口罩非油性颗粒物过滤效率≥90%；GB 2626—2006 标准工业用口罩，KN90、KN95、KN100 三个级别产品对非油性颗粒物过滤效率分别要求≥90%、≥95%、≥99.97%。

注意：GB 19083—2010、GB/T 32610—2016、GB 2626—2006 三个标准，对非油性颗粒物过滤效率及呼吸阻力的测试方法基本是一致的。当要求对具有危害性非油性颗粒物（包含病毒的气溶胶、微细粉尘）的过滤效率≥95%时，GB 19083—2010 标准中的 1、2、3 级，GB/T 32610—2016 标准中的 A 级，GB 2626—2006 标准中的 KN95 及以上级别，均能满足要求。工业防尘口罩吸气阻力≤350Pa，呼气阻力≤250Pa；而按照 GB/T 32610—2016 标准制造的民用防护口罩吸气阻力≤175Pa，呼气阻力≤145Pa，普通公众佩戴更舒适。带有呼气阀的口罩吸气阻力高于无呼气阀口罩，呼气阻力则相反。从设计和功能要求的角度，口罩防护能力从高到低的排序大致为医用防护口罩＞A 级/KN95 口罩＞B 级/KN90 口罩＞医用外科口罩＞一次性医用口罩，普通保暖或装饰口罩不具备防护功能。根据我国国家标准，各类口罩的综合性能见表 2。

表2　不同防护标准的产品综合性能比较

标准	GB 19083—2010《医用防护口罩技术要求》	YY 0469—2011《医用外科口罩》	YY/T 0969—2013《一次性使用医用口罩》	GB/T 32610—2016《日常防护型口罩技术规范》	GB 2626—2006《呼吸防护用品 自吸过滤式防颗粒物呼吸器》
适用范围	为自吸过滤式医用防护口罩。适用于医疗工作环境下，过滤空气中的危险颗粒物、细菌、血液、体液、分泌物飞沫等，阻隔口腔口鼻呼出或喷出污染物，具备防止手术中血液喷溅渗透的功能	适用于由临床医务人员在有创操作等过程中防止自身口腔内液体喷溅到患者身上所佩戴的一次性口罩。具备防止手术中血液喷溅渗透的功能	适用于覆盖使用者的口、鼻及下颌，用于普通医疗环境中佩戴，阻隔口腔和鼻腔呼出或喷出污染物的一次性使用口罩	适用于在日常生活中空气污染环境下滤除油性和非油性颗粒物所佩戴的防护型口罩	适用于工业生产中防护各类颗粒物的自吸过滤式呼吸防护用品
过滤效率测试物及测试条件	颗粒物：氯化钠（NaCl）气溶胶颗粒，粒数中值直径（0.075±0.020）μm，空气动力学质量中值直径（0.24±0.06）μm，浓度不超过200mg/m³，测试气体流量为（85±2）L/min	细菌测试物：细菌气溶胶平均颗粒直径（3.0±0.3）μm；颗粒物：氯化钠（NaCl）气溶胶颗粒，粒数中值直径（0.075±0.020）μm，空气动力学质量中值直径（0.24±0.06）μm，浓度不超过200mg/m³，测试气体流量为85±2 L/min	细菌测试物：细菌气溶胶平均颗粒直径（3.0±0.3）μm	颗粒物：（1）盐性。氯化钠（NaCl）气溶胶颗粒，粒数中值直径（0.075±0.020）μm，粒度分布的几何标准偏差不大于1.86m，浓度不超过30mg/m³，测试气体流量为（85±4）L/min（2）油性。DEHS或其他油类颗粒物，粒数中值直径（0.185±0.020）μm，粒度分布的几何标准偏差不大于1.60m，浓度不超过30mg/m³，测试气体流量为（85±4）L/min	颗粒物：（1）盐性。氯化钠（NaCl）气溶胶颗粒，粒数中值直径（0.075±0.020）μm，粒度分布的几何标准偏差不大于1.86m，浓度不超过200mg/m³，测试气体流量为（85±4）L/min（2）油性。DEHS或其他油类颗粒物，粒数中值直径（0.185±0.020）μm，粒度分布的几何标准偏差不大于1.60m，浓度不超过200mg/m³，测试气体流量为（85±4）L/min

续表

标准	GB 19083—2010《医用防护口罩技术要求》	YY 0469—2011《医用外科口罩》	YY/T 0969—2013《一次性使用医用口罩》	GB/T 32610—2016《日常防护型口罩技术规范》	GB 2626—2006《呼吸防护用品 自吸过滤式防颗粒物呼吸器》
细菌过滤效率	未做要求	≥95%	≥95%	未做要求	未做要求
颗粒过滤效率	1级：≥95% 2级：≥99% 3级：≥99.97%	≥30%（非油性颗粒）	未做要求	A级：盐≥95%且油≥95% B级、C级、D级：盐≥90%且油≥80%	KN90：盐≥90% KN95：盐≥95% KN100：盐≥99.97% KP90：油≥90% KP95：油≥95% KP100：油≥99.97%
合成血液穿透	2ml合成血液以10.7kPa压力喷向口罩，内侧无渗透	2ml合成血液以16.0kPa压力喷向口罩，内侧无渗透	未做要求	未做要求	未做要求
微生物指标	细菌菌落总数≤200CFU/g，大肠杆菌、绿脓杆菌、金黄色葡萄球菌、溶血性链球菌不得检出，真菌菌落总数≤100CFU/g。包装标志上有灭菌或无菌字样的口罩应无菌	细菌菌落总数≤200CFU/g，大肠杆菌、绿脓杆菌、金黄色葡萄球菌、溶血性链球菌不得检出，真菌菌落总数≤100CFU/g。包装标志上有灭菌或无菌字样的口罩应无菌	细菌菌落总数≤200CFU/g，大肠杆菌、绿脓杆菌、金黄色葡萄球菌、溶血性链球菌不得检出，真菌菌落总数≤100CFU/g。包装标志上有灭菌或无菌字样的口罩应无菌	细菌菌落总数≤200CFU/g，大肠杆菌、绿脓杆菌、金黄色葡萄球菌、溶血性链球菌不得检出，真菌菌落总数≤100CFU/g	未做要求

2.3 国际分类与防护标准

美国标准：美国国家职业安全卫生研究所（National Institute for Occupational Safety and Health，NIOSH）认证的防护口罩包括 N95、N99、N100、R95、R99、R100、P95、P99、P100，共 9 种[15, 16]。N 系列：防护非油性悬浮颗粒无时限；R 系列：防护非油性悬浮颗粒及汗油性悬浮颗粒时限 8 小时；P 系列：防护非油性悬浮颗粒及汗油性悬浮颗粒无时限。"95"、"99"和"100"是指 0.3μm 颗粒进行测试时的过滤效率水平。"95"表示过滤效率在 95%以上，"99"表示过滤效率在 99%以上，"100"表示过滤效率在 99.7%以上。例如，N95 级表示在 NIOSH 标准规定的检测条件下，口罩滤料对空气动力学直径≥0.3μm 的非油性颗粒物（如粉尘、酸雾、漆雾、含病毒气溶胶等）的过滤效率达到 95%。空气细菌和真菌孢子的空气动力学直径主要在 0.7～10μm 变化，也在 N95 型口罩的防护范围内。美国劳工部曾推荐医务人员使用 N95 口罩预防流感、结核等微生物空气传播性疾病。美国医疗卫生口罩标准 ASTM F2100—2004 Low 级别的指标要求为细菌过滤效率（bacterial filtration efficiency，BFE）≥95%，压差<4.0 mmH_2O/cm^2，抵御血浆喷溅渗透的压力为 80mmHg；Moderate 级别的指标要求为 BFE≥98%，压差<5.0mmH_2O/cm^2，颗粒过滤效率（PFE）≥98%，抵御血浆喷溅渗透的压力为 120mmHg；High 级别的指标要求为 BFE≥98%，压差<5.0mmH_2O/cm^2，PFE≥98%，抵御血浆喷溅渗透的压力为 160mmHg[17]。

其他国家通常是将油性和非油性颗粒物一起监测的。欧盟标准化委员会（CEN）呼吸防护装具认证标准（EN 149）[18]，将防护口罩编制型号主要分为 FFP1、FFP2 和 FFP3，设定的过滤效率依次为≥80%、≥94%和≥97%。欧盟医疗卫生口罩还要符合英国标准协会制定的 BS EN 14683：2014[19]。TYPE Ⅰa 的指标要求为 BFE≥95%，压差＜29.4Pa，a 代表着这种材料只能用于患者及易过敏的人群；TYPE Ⅱ的指标要求为 BFE≥98%，压差＜29.4Pa，抵御血浆喷溅渗透的压力为 120mmHg。该标准的 BFE 测试流量为 28.3L/min；压差测试流量为 8L/min，试验面积为 4.9cm^2。

日本 JIS T 8151：2018 标准是呼吸保护装置标准，也是日本 MOL 验证标准，分为 DS1：最低过滤效果≥80%；DS2：最低过滤效果≥94%；DS3：最低过滤效果≥99.9%[20]。澳大利亚和新西兰执行的是 AS/NZS 1716：2012 标准，即 P1：最低过滤效果≥80%；P2：最低过滤效果≥94%；P3：最低过滤效果≥99.9%。韩国口罩分为 KF80（非油性颗粒物）、KF94、KF99（油性和非油性颗粒物）三个级别，防护效率分别为≥80%、≥94%、≥99.9%。

在《关于印发不同人群预防新型冠状病毒感染口罩选择与使用技术指引的通知》中，将不同人群对新型冠状病毒环境污染的暴露风险划分为高风险、较高风险、中等风险、较低风险和低风险 5 个等级，在新型冠状病毒肺炎流行期间，建议按防疫工作性质和风险等级选择合适的口罩类型，不过度防护；但也要看到如果单纯从根据风险级别划分人员类别的角度选择，可能存在漏洞。因为同一类人员在持续工作期间可能处于不同级别的风险暴露当中，所以佩戴前要充分评估，并按照评估出来的最高级别风险进行防护，避免防护不足。同时对各类口罩在临床中的实际防护能力和佩戴人员的风险评估仍需进一步研究。

推荐意见 5：选择防护口罩之前，首先应充分了解危害的种类和危害级别，理解危害对自身健康的影响，并进行充分的风险评估。当防护口罩的应用场所属于工作环境，即职业性防护时，应了解政府的相关法律、法规和标准。

推荐意见 6：凡是与经呼吸道传播的病毒性传染病确诊患者或疑似患者有近距离接触可能的工作人员（包括医务人员和非医

务人员）都应该佩戴 KN95/N95 同等或以上级别的口罩。在同时有血液喷溅风险的场合必须佩戴符合 GB 19083—2010《医用防护口罩技术要求》的专用医用防护口罩，包括符合美国 FDA 认证的医用 N95 口罩（ASTM F2100—2004 Low 级别）和符合欧洲 EN 14683—2014 标准的 FFP2 医用防护口罩等；也可选用自吸过滤式呼吸器或者动力送风过滤式呼吸器（全面型或半面型）。

推荐意见 7：医用外科口罩可适用于防止血液喷溅和细菌过滤的场合，如执行外科操作或按外科操作要求进行的诊疗活动。由于医用外科口罩对病毒的气溶胶颗粒[空气动力学质量中直径为（0.24±0.06）μm]的防护效率只有 30%，疫情期间在疫区普通门诊和病房工作的医务人员应谨慎佩戴。在密闭环境下不建议佩戴。一次性医用口罩不具备防护病毒气溶胶能力，仅适用于非疫情期间医务人员执行普通护理和巡诊等常规医疗活动，不建议在经呼吸道传播的病毒性传染病疫情期间佩戴。根据国家标准，这两种口罩可以用于防护由部分细菌引起的呼吸道传染病。但是有研究显示，肺结核患者产生的含有结核分枝杆菌的感染性气溶胶直径为 1.1~3.3μm[21]；而 YY 0469—2011《医用外科口罩》和 YY/T 0969—2013《一次性使用医用口罩》使用的细菌测试物（细菌气溶胶）的平均颗粒直径为（3.0±0.3）μm。这两种口罩对经气溶胶近距离传播的细菌性呼吸道传染病的防护能力仍需进一步研究。

推荐意见 8：不建议佩戴 2 个或 2 个以上的口罩，多层口罩并不能提高过滤层的防护能力，反而增加呼吸阻力，带来额外的不适感。如果是穿着多层防护服的专业人员在摘脱防护服时，为了满足从污染区到半污染区再到清洁区的污染管理需要，可酌情在医用防护口罩外面加戴一个医用外科口罩，但必须注意不能影响内层口罩的密闭性。

推荐意见 9：替代建议，如果医用防护口罩供给不足，在有血液喷溅和病毒颗粒传播危险同时存在的场合，可在 KN95/N95

相同级别的工业防护口罩或日常防护口罩外加配一个医用外科口罩防止血液喷溅后的渗透，但必须注意不能影响内层口罩的密闭性。如果高级别口罩供给不足，则医用外科口罩作为首选替代，然后是一次性医用口罩。注意当这两种口罩沾染患者的飞沫后应立刻更换。在大流行期间，医用防护口罩可能出现短缺，卫生认证部门和工业制造认证部门的紧密配合能提高具备临床适用性口罩的供应量[22]。国家药品监督管理局医疗器械监督管理司2020年1月27日发布《关于紧急进口未在中国注册医疗器械的意见》，为已经取得美国FDA审批、欧盟医疗器械CE认证和日本医疗器械上市许可，但未完成NMPA进口医疗器械注册的器械，开通绿色应急通道供应临床使用。

推荐意见10：在临床管理中，要注意加强慢性呼吸系统疾病患者稳定期口罩佩戴相关知识方面的宣教[23]。由于KN95/N95等工业防护口罩呼吸阻力较大，可能导致老年人，特别是患有心肺疾病等呼吸功能较弱的患者出现缺氧症状，故不推荐上述人群使用，建议可选用符合GB/T 32610—2016《日常防护型口罩技术规范》的日常防护口罩，因为此类口罩呼吸阻力最小。儿童应佩戴儿童型号的口罩，3岁以下的儿童不建议佩戴任何种类的口罩。若孕妇为可疑传播者，哺乳时应佩戴口罩。研究表明，佩戴口罩可以减少患者咳嗽产生的含铜绿假单胞菌的生物气溶胶[24]。需要指出的是，除了带有呼气阀的口罩以外，绝大多数口罩都具备个人/环境双向保护功能，在疫情期间公共卫生和医疗部门应加大宣教，倡导公众在公共场所都应尽可能佩戴口罩。

3. 佩戴与使用

3.1 适合性检验 口罩按照面罩形状可以分为平面形、杯罩形或折叠形等，按照佩戴方式可分为耳挂式、绑带式或头带式。口罩的总泄漏率大小决定了实际防护性能。总泄漏率包括口罩滤料泄漏率，以及口罩周边、呼气阀和各部件连接处泄漏率。防护作用好的口罩，除过滤效率高外，更要保证口罩结构设计与人体面部的密合性。戴口罩时，口罩和面部的贴合部位之间是否存在泄漏比口罩滤料本身的过滤性更为重要。美国疾病控制与预防中心（CDC）调查数据显示，N95 颗粒物防护口罩的定量适合性检验通过率为 20%～100%，产生差异的原因是使用者头面部的尺寸不同[25]。一项基于中国人脸型的研究表明，平面形口罩的泄漏性较大，折叠形及杯罩形口罩的泄漏性测试结果差异无统计学意义。医用外科口罩仅有防血液穿透能力，无防颗粒作用；口罩的泄漏性在不同脸型的测试人员间差异有统计学意义[26]。

推荐意见 11：由于大部分穿透的颗粒都是通过面部皮肤缝隙进入的，因此不仅要提高过滤介质的效率，更要改善面部适合性以消除或最小化气体泄漏[27]。佩戴前可按照 NIOSH 制定的"定量适合性检验"进行测试，来选择泄漏率最低的口罩。使用者佩戴目标口罩后需要完成 8 组动作进行检测，包括正常呼吸（60 秒）：正常站立姿势；深呼吸（60 秒）：正常站立姿势，做深呼吸（如在努力工作）；左右摇头（60 秒）：轻微摆头，动作舒缓并重复该动作；上下摇头（60 秒）：抬头并低头，过程可以持续几秒，重复该动作；大声讲话（60 秒）：正常站立姿势，大声、清楚地缓慢朗读某段文字；咧嘴笑（15 秒）：微笑使面罩产生泄漏，在下一个动作前面罩恢复密合；弯腰碰脚尖（60 秒）：当正常呼吸时弯腰并触摸足尖；正常呼吸（60 秒）：站直并正常呼吸。总的适合因子≥100 为适合性检验通过，否则为检验不通过[28]。

3.2 正确佩戴　产品质量和佩戴方法决定了口罩使用时的防护效果。一项包括鼻夹、口罩带、通气阻力、细菌过滤效率、微生物指标和环氧乙烷残留量检测的国家医疗器械监督抽验发现，口罩带的不合格率为 5%[29]。如果在使用中出现带子断裂使口罩松脱，则会让佩戴者面临极高的感染风险。常见佩戴不合格原因主要为带子过松、没有充分展开、鼻夹未捏紧、鼻夹捏成死角等，胡须及垫在口罩密封垫和面部之间的任何东西都会使口罩出现泄漏。

推荐意见 12：佩戴前应对口罩进行全面质量检查，包括舒适度和耐用性，重量轻、鼻夹不易脱落，头带不容易松垮、口罩不易塌陷、鼻夹或头带固定牢固，对皮肤没有刺激性等。佩戴前要检查带子质量，带子不要过分绷紧，防止断裂使口罩松脱。

推荐意见 13：戴前应洗手，并避免手接触到内侧面。分清楚口罩的内外、上下，要尽量使口罩与面部有良好的紧密贴合。使用者必须刮净胡须，充分展开并根据自己的脸型调整好口罩的位置。然后用双手示指沿着口罩的上缘按压鼻夹，确保与面部紧密贴合。没有呼气阀的可进行正压密闭性检测：将双手完全盖住口罩，然后呼气。口罩应向外轻轻膨胀。如果感觉气体在面部及口罩间有泄漏，应重新调整口罩位置并调节鼻夹，如果口罩仍然不能与面部良好贴合，则不能进入污染区域，应该及时更换。带有呼气阀的口罩进行负压密闭性检测：将双手盖住口罩，然后大力吸气。口罩应向内轻微塌陷，如果感觉气体在面部及口罩间有泄漏，要重新调整口罩位置并调节鼻夹。

3.3 合理使用　研究显示，医务人员口罩污染状况及使用不规范现象均较严重，口罩污染状况与不规范行为密切相关[30, 31]。高温高湿环境可导致面部出汗较多，平面形口罩（N99）容易完全湿贴在鼻部导致无法正常呼吸，严重影响防护效果和工作效率[32]。加强医用口罩在医务人员及患者中的应用培训会显著减少院内流感的发生[33, 34]。

推荐意见 14：工作期间要保护口罩不变形、不破损、不出现缝隙；佩戴过程中不能触摸口罩的外面，更不能捏压口罩，这样会促使含有病原微生物的飞沫向深层渗透。脱防护服时顺序正确，避免接触污染区域。摘除口罩时应拉紧耳带或头带，使其以稳定的状态离开面部，避免粗暴摘取导致口罩的翻转抖动使致病颗粒飞溅或飘浮到空气中。遇到以下情况应及时更换口罩：口罩出现血渍或飞沫的显著污染；口罩表面或部件损毁；呼吸阻力明显变大；各种原因导致口罩与面部无法紧密贴合；含有活性炭的口罩出现异味；使用时长超过建议时长。医用外科口罩和一次性使用医用口罩连续使用寿命不超过4小时，被口气或液体弄湿后应立即更换。KN95级别及以上的口罩理论上可连续佩戴48小时以上，但是考虑到病毒的负载量及综合性能，中国产业用纺织品行业协会建议在呼吸道传染病病房里工作的医务人员最好每4小时更换，最多不超过8小时。合理的室温可增加病房医务人员的佩戴舒适度[35]。应加强口罩行为的规范化管理和培训，指导医务人员正确使用。普通消毒方法都会破坏一次性口罩的滤过层，导致口罩失去防护能力。

3.4 防护性伤害 口罩中的甲醛、酸碱性物质、可分解致癌芳香胺染料及微生物指标超标都会对健康造成影响。口罩与人面部表面之间的空隙体积称为几何死腔。人戴上口罩进行呼吸时，几何死腔内的腔体会阻留呼出气体并使之再次被吸入，影响肺部气体交换率。当死腔小于人体一次吸气量的一半时，人体吸入气体中的 CO_2 浓度不会超过有害水平（2%）。有效死腔与几何死腔的换算关系为：$Y=61.5+0.42X$。式中，Y 为口罩的有效死腔(ml)；X 为口罩的几何死腔（ ml）。当几何死腔为180ml时，有效死腔为137.1ml，CO_2 含量低于1.3%，不超过有害水平。长时间佩戴时口罩的压力、剪切力、摩擦、潮湿、过敏可导致面部医疗器械相关压力性损伤(medical device related pressure injury, MDRPI)。研究表明，佩戴 N95 口罩者出现头痛、呼吸困难、压迫鼻部等不良反应的发生率显著高于佩戴医用外科口罩者[36]。

推荐意见 15：应购买质量符合国家标准的正规口罩产品。选择大小适宜的型号以减少死腔。口罩使用时长不超过 4 小时。使用不漏气的预防性敷料、泡沫敷料、透明薄膜敷料和水胶体敷料可预防压力性损伤。戴口罩前，先清洁局部皮肤，然后根据面部轮廓将敷料裁剪成适合的大小后贴敷。使用后在揭除水胶体敷料时须注意不可强行垂直用力撕扯，应一只手压住敷料一端，另一只手捏住对侧，水平用力揭除。定期检查和评估皮肤情况。每天评估至少 2 次，如发现红肿和损伤，则应给予充分休息和相应治疗。尽量保持局部皮肤清洁，适度保湿，避免反复刺激和挤压已损伤的皮肤。如出现皮疹应咨询专业医师。医疗机构应定期检测 MDRPI，以实施适当的预防和改进策略[37]。

4. 综 合 措 施

应充分认识到口罩的防护是有限的，必须要结合防护面屏、护目镜、防护衣、手套等其他防护用品。在工作过程中要合理穿戴，不留漏洞；同时还要结合个人良好的生活习惯与正常的免疫功能，形成综合的防护体系。围绕应对新型冠状病毒肺炎疫情导致的医用口罩使用中出现的短缺问题，2020 年 2 月 11 日美国 CDC 建议：应对呼吸防护问题进行综合管理[38]。

推荐意见 16：综合管理除了常规个人防护装备外，还包括工程控制（使用玻璃屏蔽门阻隔病毒流动）；管理控制（减少工作人员不必要的暴露风险：对去病房的频次进行必要性评估，减少不需要的护理人员，限制护理人员与患者面对面接触，使用负压病房和负压担架、负压急救车，尽量通过视频系统会诊，对使用者进行适应性训练，减少医疗 N95 防护口罩的浪费，佩戴期间尽可能处理更多患者）；合理进行产品替代（在没有血液喷溅风险的医疗场合使用 N95 级别以上的普通口罩替代, 使用可重复型呼吸器, 在可接受的范围内延长或重复使用)。使用后的口罩应按照医疗垃圾妥善处理。鉴于口罩生产周期的限制, 医疗机构应按照每日最大使用数量阈值上限预留至少 15 天存量的应急储备。

参 考 文 献

[1] 国家卫生健康委关于新型冠状病毒肺炎暂命名事宜的通知.(2020-2-7).
国卫医函〔2020〕42 号. http://www.gov.cn/zhengce/zhengceku/2020-02/08/
content_ 5476248.htm

[2] WHO Director-General's remarks at the media briefing on 2019-nCoV on 11
February 2020. (2020-2-11). https://www.who.int/dg/speeches/detail/who-
director-general-s-remarks-at-the-media-briefing-on-2019-ncov-on-11-february-
2020.

[3] 国家卫生健康委办公厅, 国家中医药管理局办公室. 关于印发新型冠状
病毒感染的肺炎诊疗方案(试行第六版)的通知. (2020-02-18). http://www.
nhc.gov.cn/yzygj/s7653p/202002/8334a8326dd94d329df351d7da8aefc2.shtml?
from=timeline.

[4] 国家卫生健康委员会. 关于印发新型冠状病毒感染不同风险人群防护指
南和预防新型冠状病毒感染的肺炎口罩使用指南的通知. (2020-1-30).
http://www.nhc.gov.cn/jkj/s7916/202001/a3a261dabfcf4c3fa365d4eb07ddab3
4. shtml.

[5] 国务院应对新型冠状病毒感染的肺炎疫情联防联控机制. 关于印发不同
人群预防新型冠状病毒感染口罩选择与使用技术指引的通知〔2020〕20
号. (2020-2-5). http://www.nhc.gov.cn/jkj/s3578/202002/f8038e184e894b
76b1abb1a6b30032ba. shtml.

[6] 贾建侠, 贾会学, 赵秀莉, 等. 医院工作人员佩戴口罩的调查分析. 中华
医院感染学杂志, 2010, 20(19): 2985-2986.

[7] 姚希, 任军红, 贾建侠, 等. 提高综合医院医用口罩佩戴依从性的干预
效果分析. 中华医院感染学杂志, 2014, (10): 2572-2574.

[8] 赵佳佳, 陈红萍, 徐峰萍. 医务人员佩戴口罩依从性与正确性探讨. 心
理医生, 2016, 22(18): 250-251.

[9] 叶芳. 口罩分类及原理介绍. 标准生活, 2016, (2): 18-23.

[10] 中华人民共和国国家质量监督检验检疫总局，中国国家标准化管理委员会. GB 19083—2010. 医用防护口罩技术要求. 2010.

[11] 国家食品药品监督管理总局. YY 0469—2011. 医用外科口罩. 2013.

[12] 国家食品药品监督管理总局. YY/T 0969—2013. 一次性使用医用口罩. 2014.

[13] 中华人民共和国国家质量监督检验检疫总局，中国国家标准化管理委员会. GB 2626—2006. 呼吸防护用品自吸过滤式防颗粒物呼吸器. 2006.

[14] 中华人民共和国国家质量监督检验检疫总局，中国国家标准化管理委员会. GB/T 32610—2016. 日常防护型口罩技术规范. 2016.

[15] Centers for Disease Control and Prevention，NIOSH-Approved Particulate Filtering Facepiece Respirators. Content source: National Institute for Occupational Safety and Health. (2018-12-6). 2018 https://www.cdc.gov/niosh/npptl/topics/respirators/disp_part/default. html.

[16] National Institute for Occupational Safety and Health (NIOSH). 42CFR84-1995 Guide to the Selection and Use of Particulate Respirators, 1995.

[17] Food and Drug Administration(FDA). Guidance for industry and FDA staff surgical masks-premarket notification. 2004.

[18] European Committee for Standardization(CEN). EN149 standard for certification of suction protective equipment. 2001.

[19] British Stands Institution (BSI). DS/EN14683 2019 Medical face masks Requirements and test methods. 2019.

[20] Japanese Standard Association Japanese Standard Association lJIST8151—2018 Particulate respirators. 2018.

[21] Fennelly KP, Martyny JW, Fulton KE, et al. Cough-generated aerosols of Mycobacterium tuberculosis: a new method to study infectiousness. Am J Respir Crit Care Med, 2004, 169(5): 604-609.

[22] Rengasamy S, Sbarra D, Nwoko J, et al. Resistance to synthetic blood penetration of National Institute for Occupational Safety and Health-approved N95 filtering facepiece respirators and surgical N95 respirators. Am J Infect Control, 2015, 43(11): 1190-1196.

[23] 闫秀丽, 王文杰, 王巧. 慢性呼吸系统疾病患者稳定期口罩佩戴行为的现状调查及影响因素分析. 医学食疗与健康, 2019, (15): 272-273.

[24] Stockwell RE, Johnson G, Ramsay K, et al. Face masks and cough etiquette

reduce cough generated bioaerosols containing pseudomonas aeruginosa in patients with cystic fibrosis. Respirology, 2017, 22(Suppl. 2): 56-56.

[25] 张雪艳, 王忠旭, 李玉珍, 等. KN95 颗粒物防护口罩适合性与头面部尺寸关系的研究. 中国安全生产科学技术, 2015, 11(2): 154-159.

[26] 丁文彬, 贾晓东. 常见自吸过滤式口罩的防护效果综合评估. 环境与职业医学, 2018, 35(5): 428-433, 446.

[27] Grinshpun SA , Haruta H , Eninger RM , et al. Performance of an N95 Filtering Facepiece Particulate Respirator and a Surgical Mask During Human Breathing: two pathways for particle penetration. J Occup Environ Hyg, 2009, 6(10): 593-603.

[28] TSI Incorporated. Portacount Pro 8030 and Poracount Pro+8038 Respirator Fit Testers: operation and sevice manual. Minnesota: TSI Incorporated: 2008-2011.

[29] 王培荣. 国家医疗器械监督抽验———一次性使用医用口罩产品质量评估报告. 中国高新区, 2019, (11):275, 277.

[30] 鲜于云艳, Petrini MA. 医护人员口罩使用行为与污染状况的相关性分析. 中华现代护理杂志, 2015, 21(9):1072-1075.

[31] 鲜于云艳, Petrini M. 临床护士使用口罩不规范行为现状及原因分析. 中华现代护理杂志, 2013, 19(31):3867-3870.

[32] 林惠明, 尚丽丹, 李宁, 等. N99 口罩在西非埃博拉病毒病热防护中的使用经验. 中华现代护理杂志, 2015, (23): 2840-2840.

[33] 林赟, 杨再国. 流感防控管理在预防院内流感中的作用研究. 中国卫生事业管理, 2017, 34(9): 718-720.

[34] Sasaki K, Kotake K. Practices of Japanese nurses for the preparation of N95 respirators. Southeast Asian J Trop Med Public Health, 2014, 45(5): 1221-1227.

[35] Or PP, Chung JW, Wong TK. A study of environmental factors affecting nurses' comfort and protection in wearing N95 respirators during bedside procedures. J Clin Nurs, 2018, 27(7-8): e1477-e1484.

[36] 杨鹏, 张奕, 石伟先, 等. 医务人员配戴口罩预防呼吸道感染效果评价的整群随机临床试验研究. 国际病毒学杂志, 2011, 18(3): 65-70.

[37] Arnold-Long M, Ayer M, Borchert K. Medical device-related pressure injuries in long-term acute care hospital setting. J Wound Ostomy Continence Nurs, 2017, 44(4): 325-330.

[38] Centers for Disease Control and Prevention. Strategies for Optimizing the

Supply of N95 Respirators. (2020-2-12). Content source: National Center for Immunization and Respiratory Diseases (NCIRD), Division of Viral Diseases. https://www.cdc.gov/coronavirus/2019-ncov/hcp/respirator-supply-strategies.html.

附录二 国家防护指南

国家卫生健康委员会办公厅

国卫办医函〔2020〕155号

国家卫生健康委办公厅关于印发
新冠肺炎疫情期间医务人员防护
技术指南（试行）的通知

各省、自治区、直辖市及新疆生产建设兵团卫生健康委：

为积极应对新冠肺炎疫情，我委陆续印发了一系列医疗机构感染预防与控制的相关文件，指导各地做好医务人员防护，最大限度降低感染风险。为进一步强化医务人员感染防护，我委对现有的标准规范进行梳理，形成了《新冠肺炎疫情期间医务人员防护技术指南（试行）》。现印发给你们，供参考使用。

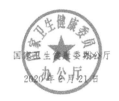

（信息公开形式：依申请公开）

新冠肺炎疫情期间
医务人员防护技术指南（试行）

根据《中华人民共和国传染病防治法》《医院感染管理办法》《医疗机构内新型冠状病毒感染预防与控制技术指南（第一版）》《新型冠状病毒感染的肺炎防控中常见医用防护用品使用范围指引（试行）》等法律法规及文件要求，为降低医务人员感染风险，更好地服务患者，特制定本指南。

一、相关概念

（一）**院内感染**。指患者在医疗机构内获得的感染，包括在住院期间发生的感染和在院内获得、出院后发生的感染，但不包括入院前已开始或者入院时已处于潜伏期的感染。医疗机构工作人员在院内获得的感染也属于院内感染。

（二）**医源性感染**。指在医疗服务过程中，因病原体传播引起的感染。

（三）**医务人员职业暴露**。指医务人员在从事诊疗、护理活动过程中接触有毒、有害物质或传染病病原体从而引起伤害健康或危及生命的一类职业暴露。

（四）**医务人员院内感染**。指医务人员在从事诊疗、护理等工作过程中获得的各种病原微生物感染，如细菌、真菌、病毒等致病微生物感染。

（五）院内感染暴发。指在医疗机构或其科室的患者中，短时间内发生3例及以上同种同源感染病例的现象。

（六）疑似院内感染暴发。指在医疗机构或其科室的患者中，短时间内出现3例及以上临床症候群相似、怀疑有共同感染源的感染病例；或者3例及以上怀疑有共同感染源或感染途径的感染病例的现象。

（七）院内感染聚集。指在医疗机构或其科室的患者中，短时间内发生院内感染病例增多，并超过历年散发发病率水平的现象。

二、传播途径

经呼吸道飞沫和密切接触传播是新冠肺炎主要的传播途径。在相对封闭的环境中长时间暴露于高浓度气溶胶情况下存在经气溶胶传播的可能。

三、标准预防

标准预防是预防与控制院内感染需普遍遵守的重要原则之一，其目的在于降低已知或未知病原体感染传播的风险。标准预防是指医疗机构所有患者和医务人员采取的一系列防护措施，要求医务人员必须知晓所有患者的体内物质均可能具有传染性，需进行相应的隔离和防护。倡导医务人员无论身在何地，进行何种诊疗或操作，只要接触患者，均可能存在感染源暴露风险，均应采取相应的防护措施。

（一）相关概念。

1.标准预防：针对所有患者和医务人员采取的一组预防感染的措施。具体措施包括手卫生、根据预期可能发生的暴露风险选用防护服、口罩、手套、护目镜、防护面屏、安全注射装置、安全注射、被动和主动免疫及环境清洁等。

2.个人防护装备（PPE）：用于保护医务人员避免接触感染性因子的各种屏障。包括口罩、手套、护目镜、防护面屏、防水围裙、隔离衣、防护服和个人防护装备等。

3.隔离技术：采用适宜的技术、方法，防止病原体传播给他人的方法。包括空间隔离、屏障隔离、个人防护装备（PPE）的使用、污染控制技术如清洁、消毒、灭菌、手卫生、环境管理等。

4.屏障隔离：是在易感者与暴露源之间采用物理性屏障的隔离措施（如墙体、隔断、隔帘、薄膜）的统称。

5.空间隔离：利用距离与空间将易感者与暴露源进行分隔的措施，如隔离房间。

6.额外预防：在标准预防措施的基础上，针对特定情况的暴露风险和传播途径所采取的补充和额外的预防措施。如呼吸道隔离、消化道隔离、血液体液隔离、咳嗽礼仪等措施。

7.安全注射：对接受注射者做到无害，使实施注射操作的医务人员不暴露于可避免的危险，注射后的废弃物不对环境和他人造成危害。

8.安全注射装置：用于抽取动静脉血液、其他体液或注射药物的无针或有针的装置，通过内在的设计使其在使用后能屏蔽锐器，降低职业暴露感染的风险。

（二）标准预防的原则。

1.既要防止呼吸道疾病传播，也要防止非呼吸道疾病传播。

2.既要保护医务人员，也要保护患者。

3.根据疾病传播特点采取相应的隔离措施。

4.所有医疗机构均应普遍遵循标准预防原则，标准预防措施应覆盖诊疗活动的全过程。标准预防的措施不只限于有传染病的患者和传染病医院或感染性疾病科的医务人员。感染性疾病具有潜伏期、窗口期和隐匿性感染的特点，大多数感染性疾病在出现临床症状前就已经具有传染性，因此，不应只在疾病明确诊断后才采取隔离防护措施，而应覆盖诊疗活动的全过程。

（三）标准预防管理要求。

1.防护准备。

医务人员在从事医疗活动前均应树立标准预防的理念，掌握标准预防的具体措施、应用原则和技术要求。

医疗机构除了做好环境设置和管理，还应为医务人员提供充足、符合标准、能应对各种暴露风险所需要的防护用品（如医用防护口罩、护目镜、防护面屏、手套、隔离衣、鞋套、靴套等），具体要求如下：

（1）在医务人员频繁操作的医疗活动场所和出入口均应设置流动水洗手池、非手触式水龙头，配备手消毒剂和干手纸巾等手卫生设施；

（2）在高风险病区、隔离病区或传染病区应设有专门的防护更衣区域；

（3）防护更衣区域除了配备上述防护用品外，还应设置穿衣镜、靠椅（靠凳）、污衣袋、医疗废物桶以及沐浴设施等；

（4）所有防护用品均应符合国家相关标准，按不同型号进行配备，并便于取用；

（5）防护更衣区的出入口张贴防护服的穿、脱流程图；

（6）制定更衣区域的清洁消毒制度与流程，明确岗位职责。

2.手卫生管理。

诊疗活动中医务人员的手是直接或间接接触患者的重要环节之一，医务人员的手卫生是标准预防措施中的重中之重。医疗机构应将医务人员手卫生纳入医疗安全管理，并将手卫生规范、知识、技术纳入医务人员培训中。所有医务人员在诊疗活动中除了遵循《医务人员手卫生规范》外，还应特别强调"一旦可疑接触了血液、体液、分泌物、排泄物等物质以及被其污染的物品后应当立即洗手或手消毒"。

进行高风险操作或无菌操作时应戴手套，改变操作部位或目的时应及时更换手套，脱去手套后应立即进行手卫生。

尽管不同类型的医疗机构、不同专业、不同岗位的诊疗工作不尽相同，但手卫生的时机还应强调如下环节：

（1）下列情况之时：抵达工作场所；

（2）下列情况之前：直接接触患者、戴手套进行临床操作、药

74

品准备、接触、摆放食物或协助患者进食、离开工作场所；

（3）下列情况之间：对同一患者进行不同部位的操作；

（4）下列情况之后：取下手套或取下个人防护用品；接触血液、体液、分泌物、排泄物和被其污染的物品；接触已知或可疑被血液、体液或渗出液污染的物品；无论是否戴手套，只要有个人躯体需求时，如使用厕所、擦拭或擤鼻涕等。

医务人员应接受系统的职业防护培训，养成良好的手卫生习惯，将接触传播的风险降到最低。

四、额外预防

额外预防的理念是在标准预防的基础上，结合医务人员操作中可能暴露的风险强度和情形，从安全需求的角度而提出的一种防护方法。

（一）额外预防原则。

1.安全、有效、科学、方便、经济的原则，采取按需配备和分级防护；

2.所有人员必须遵循公众意识；

3.面向所有医务人员，所有人员必须参加培训、考核；

4.防护措施始于诊疗之前而不是诊断明确之后；

5.违规必纠。

（二）额外预防的方法。

1.基本防护：每位医务人员必须遵守的基本措施。

适用对象：诊疗工作中所有医务人员（无论是否有传染病流行）；

防护配备：医用口罩、工作服、工作鞋、工作帽。

防护要求：遵循标准预防的理念；洗手和手消毒。

2.加强防护：在基本防护的基础上，根据感染暴露的风险加强防护措施。

防护对象：可能接触患者血液、体液或接触血液体液污染的物品或环境表面的医、药、护、技、工勤等人员；进入传染病区域、留观室、病区的医务人员（传染病流行期）；转运传染病患者的医务人员、实验室的技术人员和其他辅助人员、工勤人员或司机等。

防护配备：医用手套、医用外科口罩、医用防护口罩、护目镜、防护面屏、防护服、隔离服、鞋套和靴套等。

3.严密防护：由于感染风险特别严重，在加强防护的基础上，额外增加更为严密的措施。

防护对象：为甲类传染病、新发再发传染病或原因不明的传染病患者进行如气管切开、气管插管、吸痰等有创操作时；为传染病患者进行尸检时。

防护要求：在加强防护的基础上，增加使用全面型防护器等有效的防护用品。

总之，额外预防对医务人员而言，在标准预防理念下，基于临床诊疗操作中不同的暴露风险，根据安全防护的需要而采取的一种适当、安全的防护方法。

五、医务人员穿脱防护用品流程

参照《医疗机构内新型冠状病毒感染预防与控制技术指南（第

一版）》执行。

（一）医务人员进入隔离病区穿戴防护用品程序。

1.医务人员通过员工专用通道进入清洁区，认真洗手后依次戴医用防护口罩、一次性帽子或布帽、换工作鞋袜，有条件的可以更换刷手衣裤。

2.在进入潜在污染区前穿工作服，手部皮肤有破损或疑似有损伤者戴手套进入潜在污染区。

3.在进入污染区前，脱工作服换穿防护服或者隔离衣，加戴一次性帽子和一次性医用外科口罩（共穿戴两层帽子、口罩）、防护眼镜、手套、鞋套。

（二）医务人员离开隔离病区脱摘防护用品程序。

1.医务人员离开污染区前，应当先消毒双手，依次脱摘防护眼镜、外层一次性医用外科口罩和外层一次性帽子、防护服或者隔离衣、鞋套、手套等物品，分置于专用容器中，再次消毒手，进入潜在污染区，换穿工作服。

2.离开潜在污染区进入清洁区前，先洗手与手消毒，脱工作服，洗手和手消毒。

3.离开清洁区前，洗手与手消毒，摘去里层一次性帽子或布帽、里层医用防护口罩，沐浴更衣，并进行口腔、鼻腔及外耳道的清洁。

4.每次接触患者后立即进行手的清洗和消毒。

5.一次性医用外科口罩、医用防护口罩、防护服或者隔离衣等防护用品被患者血液、体液、分泌物等污染时应当立即更换。

6.下班前应当进行个人卫生处置，并注意呼吸道与黏膜的防护。

（三）隔离缓冲区（医务人员更衣）的要求。

医疗机构在设计隔离病房的缓冲区（医务人员更衣）时应首先考虑到医务人员穿脱个人防护用品的便捷性与舒适性，隔离缓冲区应配备手卫生设施、更衣柜、穿衣镜、流程图、防护物品柜等。个人防护用品脱除区除了充分考虑污染控制的要求外，还应考虑到医务人员脱除污染防护服时身体的稳定性，如增加靠凳或靠椅。淋浴区与卫生间应设置在医务人员流程便捷处，并能保证良好的通风。

六、医用防护用品使用范围

（一）外科口罩。预检分诊、发热门诊及全院诊疗区域应当使用，需正确佩戴。污染或潮湿时随时更换。

（二）医用防护口罩。原则上在发热门诊、隔离留观病区（房）、隔离病区（房）和隔离重症监护病区（房）等区域，以及进行采集呼吸道标本、气管插管、气管切开、无创通气、吸痰等可能产生气溶胶的操作时使用。一般4小时更换，污染或潮湿时随时更换。其他区域和在其他区域的诊疗操作，原则上不使用。

（三）乳胶检查手套。在预检分诊、发热门诊、隔离留观病区（房）、隔离病区（房）和隔离重症监护病区（房）等区域使用，但需正确穿戴和脱摘，注意及时更换手套。禁止戴手套离开诊疗区域。

戴手套不能取代手卫生。

（四）**速干手消毒剂**。医务人员诊疗操作过程中，手部未见明显污染物时使用，全院均应当使用。预检分诊、发热门诊、隔离留观病区（房）、隔离病区（房）和隔离重症监护病区（房）必须配备使用。

（五）**护目镜**。在隔离留观病区（房）、隔离病区（房）和隔离重症监护区（房）等区域，以及采集呼吸道标本、气管插管、气管切开、无创通气、吸痰等可能出现血液、体液和分泌物等喷溅操作时使用。禁止戴着护目镜离开上述区域。如护目镜为可重复使用的，应当消毒后再复用。其他区域和在其他区域的诊疗操作原则上不使用护目镜。

（六）**防护面罩／防护面屏**。诊疗操作中可能发生血液、体液和分泌物等喷溅时使用。如为可重复使用的，使用后应当消毒方可再用；如为一次性使用的，不得重复使用。护目镜和防护面罩／防护面屏不需要同时使用。禁止戴着防护面罩／防护面屏离开诊疗区域。

（七）**隔离衣**。预检分诊、发热门诊使用普通隔离衣，隔离留观病区（房）、隔离病区（房）和隔离重症监护病区（房）使用防渗一次性隔离衣，其他科室或区域根据是否接触患者使用。一次性隔离衣不得重复使用。如使用可复用的隔离衣，使用后按规定消毒后方可再用。禁止穿着隔离衣离开上述区域。

（八）**防护服**。隔离留观病区（房）、隔离病区（房）和隔离重症监护病区（房）使用。防护服不得重复使用。禁止戴着医用防护口罩和穿着防护服离开上述区域。其他区域和在其他区域的诊疗操作原则上不使用防护服。

无特殊情况，符合国标（GB19082）的一次性无菌医用防护服，以及在境外上市符合日标、美标、欧标等标准的一次性无菌医用防护服（所需证明材料包括：境外医疗器械上市许可证明和检测报告、无菌证明、企业作出质量安全承诺等），仅用于隔离重症监护病区（房）等有严格微生物指标控制的场所；隔离留观病区（房）、隔离病区（房）仅使用在境外上市符合日标、美标、欧标等标准的医用防护服（所需证明材料包括：境外医疗器械上市许可证明和检测报告、企业作出质量安全承诺等），以及符合《国务院应对新型冠状病毒感染的肺炎疫情联防联控机制物资保障组关于疫情期间防护服生产使用有关问题的通知》（工信明电〔2020〕7号）中规定的"紧急医用物资防护服"。

其他人员如物业保洁人员、保安人员等需进入相关区域时，按相关区域防护要求使用防护用品，并正确穿戴和脱摘。

新冠肺炎疫情期间不同人员个人防护用品使用图表

顺序 / 工作岗位	手卫生	工作帽	医用外科口罩	医用防护口罩	工作服	防护服	手套	隔离衣	防护面屏/护目镜	鞋套/靴套
一般科室	●	○	●		●					
手术	●	●	●	○	●		●	○	○	○
预检分诊	●	●	●		●		●	●		
发热门诊	●	●	●	○	●		●	●		○
可能产生喷溅的操作	●	●		●	●	○	●		●	○
疑似/确诊患者诊疗	●	●		●		●	双层	○	●	●
疑似/确诊患者转运/陪检	●	●		●		●	●		●	●
疑似/确诊患者标本采集	●	●		●		●	双层		●	●
实验室常规检测	●	●	●		●		●			
实验室疑似样本检测	●	●		●	●	○	●		●	
实验室病毒核酸检测	●	●		●	●	●	双层	○	●	○
环境清洁消毒	●	●		●	●	●	+长袖加厚橡胶手套	○	●	○
标本运送	●	●	●		●					
尸体处理	●	●		●	●	●	+长袖加厚橡胶手套	○	●	●
行政管理	●		●		○					

备注：1.●应选择，○根据暴露风险选择；2.暴露风险高的操作有条件时可选动力送风过滤式呼吸器。

抄送：各省、自治区、直辖市及新疆生产建设兵团应对新冠肺炎疫
　　　情联防联控机制（领导小组、指挥部）。

国家卫生健康委办公厅　　　　　　　　2020 年 2 月 21 日印发

校对：王曼莉

附录三 新型冠状病毒肺炎危重症院前转运专家共识

发布：中国医学救援协会急救分会、中国医院协会急救中心（站）分会

作者单位：北京急救中心，北京 100031

通信作者：王小刚 陈 志 张文中
Email：wxg424dz@sina.com

执 笔	王小刚	陈 志	张文中	王 勇
	刘红梅	高 丁		
共识专家	张文中	马 渝	王 军	朱勤忠
	乔伍营	刘家良	江旺祥	阳世雄
	李尚伦	李保军	张 强	侯宇飞
	田纪安	邢 政	刘 卫	曾候霖
	孙 勇	唐建中	李双明	李树林
	吴启锋	魏 强	张云强	张军根
	张 良	陈 锋	欧阳洁淼	金惠铭
	周 强	李 强	俞良曦	姜 丽
	顾 璇	徐 勇	唐新宇	盛学岐
	蔡建军	马福才	王中骞	王冬冬
	王 丽	王宝玉	王柏磊	王勇斌
	王晓萍	元 峰	文育平	邓光辉
	史俊林	兰 超	宁文龙	刘大勇

刘世伟	刘旭光	刘　宽	刘家敏
许志坚	许　诚	孙海宁	孙　毅
李方航	李永男	李　明	李　虹
李晓君	李晓莉	李　琴	李　翠
杨双英	杨世祥	杨立山	肖力屏
肖　文	吴　兴	何恩奇	余汉峰
汪学琴	张炎安	张　玲	张晓晨
张海芳	张翼霄	陈　宇	陈　忠
陈　勇	陈　莉	陈　焜	邵峰波
武秀昆	范新泉	欧　波	赵志刚
赵静文	郝　剑	钟永富	洪建芳
祝永明	袁伟钢	顾乃刚	倪　军
徐全华	郭　平	唐中建	唐泽海
酒春惠	黄卓毅	黄学明	盛继军
常黎明	康军民	章登银	蒋新华
喇健康	靳飞虎	蔡平军	戴培源
魏　斌	王小刚	高　丁	陈　志
陈　辉	于海玲	李坚韧	张进军
李　斗	彭宏伟	郭增勋	舒　艳
周慧聪	马烈芳	郭树彬	朱华栋
张新超	秦　俭	赵　斌	王国兴
熊　辉	管向东	朱江华	

【摘要】危重型患者转运是院前急救的重要工作内容之一，但转运途中发生不良事件的风险较高。突发传染病疫情期间，涉及传染病危重型病例的转运，在人员防护、评估与准备、终末消毒等方面，需要合理、优化的方案及规范的转运流程，提高转运安全性，减少不良事件的发生。结合新型冠状病毒肺炎的特点，总结前期经验，制订本共识。

【关键词】新型冠状病毒肺炎；院前转运；危重型

【Abstract】Transfer of critically ill patients is one of the important tasks of pre-hospital first aid,high risk of adverse events in transit.During the outbreak of infectious diseases,transport of critically ill infectious diseases,in person protection、assessment and preparation、terminal disinfection, etc,need reasonable、optimized scheme and standard transfer process,improve transport safety,reduce the occurrence of adverse events.Combined with the characteristics of COVID-19,summarize previous experience，formulating this consensus.

【Key Words】COVID-19; Pre-hospital transfer; Critical disease

自 2019 年 12 月以来，病毒性肺炎疫情迅速蔓延[1]。2020 年 2 月 7 日国家卫健委将其命名为新型冠状病毒肺炎，简称新冠肺炎，其病原体为新型冠状病毒[2]。2 月 11 日世界卫生组织(WHO)将新型冠状病毒所致的疾病正式命名为 COVID-19（coronavirus disease 2019）[3]。根据国家卫健委"四集中"原则，确诊病例和疑似病例都被要求转运至定点医院集中救治[4]。为了提高治愈率，降低病亡率，重型病例被要求转运到属地综合力量最强且具备呼吸道传染病防护条件的医院救治。此类患者要专车转运，规范洗消，车上工作人员需按规定进行防护[5]。院前医疗急救系统应安全合理地安排危重型患者转运工作，减少不良事件的发生[6]。为做好本项工作，在国家卫健委发布的《关于加强新型冠状病毒感染的肺炎重症病例医疗救治工作的通知》[4]基础上，联合相关专家，总结前期经验，制订本共识。

1. 人 员 防 护

新冠肺炎的主要传播途径是经呼吸道飞沫和密切接触传播，在相对封闭的环境中长时间暴露于高浓度气溶胶情况下存在经气溶胶传播的可能[7]，人群普遍易感[8]。回顾 2003 年严重急性呼吸综合征（severe acute respiratory syndrome，SARS）疫情资料，医务人员确诊病例占全国平均水平 18.33%[9]。数据显示，截至 2020 年 2 月 11 日，全国共报告医务人员确诊感染新型冠状病毒病例 1716 例。一方面显示本病传染性较强，另一方面也提示为患者提供诊疗的医务人员应加强个人防护，特别是呼吸道防护和黏膜保护。

推荐意见 1：医务人员应根据诊疗操作的风险，采取分级防护措施，即基本防护、加强防护、严密防护[10]。转运疑似和确诊患者及密切接触者至少应执行加强防护（即二级防护）：穿工作服/手术刷手衣，戴一次性工作帽和双层乳胶/丁腈手套，戴医用防护口罩（KN95/N95 或以上级别）、护目镜，穿医用防护服、鞋套、胶靴和靴套。医务人员在实施如吸痰、气管插管等操作时应执行严密防护（即三级防护）：在加强防护基础上加戴防护面屏或全面型呼吸防护器，在防护服外加穿一次性防渗性隔离衣[11]。

推荐意见 2：患者呼出的微生物气溶胶包含大量携带病原体的飞沫和飞沫核，它们是呼吸道传染病传播的重要载体[12]。在转运途中，医务人员和患者同处在医疗舱内，由于空间狭小，当病情允许时应尽量给患者佩戴一次性医用外科口罩，减少舱内病毒载量。

2. 院 前 分 型

《新型冠状病毒肺炎诊疗方案（试行第七版）》（以下简称《诊疗方案》）中根据患者临床表现、实验室检查、肺部影像学及监测指标分为轻型、普通型、重型、危重型[7]。院前转运轻型及普通型患者时，生命体征基本平稳，需要医疗干预的比例较小，部分仅需低流量鼻导管氧疗。重型、危重型患者病情变化快，患者在转运过程中可能会由于搬动、体位变化、环境改变、路途颠簸及使用设备的更换，出现呼吸、心理、血流动力学变化而加重病情[13]。因此，重型、危重型患者应结合生命体征、辅助检查结果、既往病史及转运途中的时长综合分析，对可能发生的问题有所预判，并做好相应的应对计划。新冠肺炎流行病学特征分析显示[14]，合并高血压、糖尿病、心血管等基础疾病的老年患者的病死率较高。

推荐意见 3：在《诊疗方案》的临床分型基础上，院前转运医疗人员应结合患者的既往病史适当调整临床分型，避免患者在转运途中发生危险。患者存在以下因素时应调高院前转运分型级别：①年龄＞60 岁或＜1 岁；②伴有心脑血管急症或既往有不稳定的高血压、糖尿病、心功能不全、慢性呼吸衰竭等因素之一；③对体位有特殊需求。

3. 评估与准备

3.1 准确评估

根据国家统一部署，疫情防控应做到应收尽收、不漏一人[15]。对疑似患者进行隔离治疗，对密切接触者进行医学观察。疫情严重地区建造方舱医院集中收治轻型患者，对于重型、危重型患者，集中地区优势力量进行收治。这些人员的院外移动均由属地卫生行政主管部门指挥调派急救中心完成转运。当危重型患者院前转运时，需要经验丰富的急诊、急救人员进行系统准确的评估，严格掌握转运标准。加强途中生命体征的监测与干预，尤其是在脉搏血氧饱和度发生变化时，及时科学地调整呼吸机参数、氧流量，这是顺利、安全转运危重型患者的重要环节与手段[16]。多伦多应对 SARS 疫情[17]通过快速建立基于 EMS 的指挥、控制和跟踪中心，以降低医源性传播的风险和提供实时监测。研究显示，转运的风险与缺少必要的设备药品、转运医疗人员认知失误、缺乏完善的转运前准备工作有关[18]。危重型患者的转运步骤可按图 1 执行。

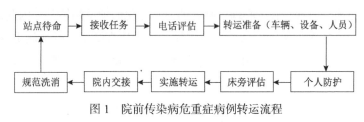

图 1　院前传染病危重症病例转运流程

推荐意见 4：院前急救历史[19]提示标准的急救车需配备训练有素的医务人员和先进的设备。在转运患者前，急救中心指挥调度人员应向转出医疗机构详细询问患者病情，为派遣相应级别的转运医疗人员及配备相应的急救设备做准备。执行转运任务的急救医生应在出发前通过电话详细了解患者的病情，配备满足转运需求的医疗设备，具体种类及数量均应满足患者医疗护理所需最少数量。转运医务人员可参见表 1 院前传染病危重症转运核查单依次检查各环节，确保患者转运安全。

表 1　院前传染病危重症转运核查单

调派信息	转出医院：		联系人：		联系电话：	
	接收医院：		联系人：		联系电话：	
转运前核查	转运人员：□医生　□护士　□司机		确认互检防护到位：□医生　□护士　□司机			
	医疗设备	监测设备	气道管理设备	呼吸支持设备	诊箱（必要药物）	

续表

转运前核查	医疗设备	□多参数监护/除颤仪 □便携式血氧饱和度仪	□便携氧气瓶 □车载氧气瓶 □普通面罩 □储氧面罩 □文丘里面罩 □简易球囊面罩 □吸引器 □气管插管套件 □吸痰管	□转运呼吸机 □一次性管路	□日常诊箱/诊包 □特殊配备药物包
转出医院核查	姓名		性别 □男 □女	年龄:	临床分型 □轻型 □普通型 □ 重型 □危重型
	家属		联系电话:		
	体格检查	T ℃ P 次/分 R 次/分 BP / mmHg SpO₂			
		神志：□清醒 □嗜睡 □模糊 □谵妄 □昏睡 □昏迷			
	院内措施	静脉输液：□有（□输液泵 □注射泵） □无			
		心电监护：□有 □无			
		给氧方式：□鼻导管 □面罩 □有创呼吸机给氧 □无创呼吸机给氧			

转院途中核查	转运记录	输液通路：□通畅 □不通畅（重新穿刺□是 □否）			
		给氧方式：□鼻导管 □面罩 □有创呼吸机给氧 □无创呼吸机给氧			
			R	HR	BP	SpO₂
		转运前				
		上车后				
		途 中				
		下车前				
		交接前				
最终核查	检查物品	患者物品、病例资料 □ 齐全		监护、治疗设备 □ 齐全	

3.2 车辆及设备

转运新冠肺炎危重型患者的急救车辆应专车专用。车上要配备车载担架、供氧系统、多参数监护仪、便携式呼吸机、电动吸引器、必要的抢救药物，还应根据条件配备含氯消毒液、速干手消毒液、医疗废物容器、利器盒、一次性担架单、负压隔离舱等。

推荐意见 5：院前转运呼吸道传染病患者时，如有条件应尽可能使用负压型救护车进行转运。转运过程保持负压状态，运转良好。负压型救护车即车内的污染空气经高效过滤器滤除生物气溶胶等有害物质后，由排风法兰向车外排出清洁的空气，负压防护系统对生物气溶胶的平均过滤效率不小于 99.93%[20]。可阻止医疗舱内污染的空气从密封不严的缝隙排到车外而污染沿途环境，同时可降低随车医务人员职业暴露的风险。

推荐意见 6：不具备负压型救护车的地区也可以使用负压隔离舱进行转运。负压隔离舱主要由负压舱体和高效排风过滤装置组成，过滤装置采用高效空气过滤器，对 0.3μm 生物气溶胶的过滤效率＞99.99%[21]。在 2003 年 SARS 转运[22]及航空医疗转运[23]中均有成功转运的案例。操作人员需熟练掌握使用方法，在患者需要无创或有创呼吸机支持时则操作难度增加，在患者病情变化时可能降低干预时效，临床医务人员在转运危重型病例时可酌情考虑使用。

推荐意见 7:在转运患者前对车上的医疗设备使用黄色医用垃圾袋包裹，降低患者经呼吸道排出的病原微生物的污染，为后续的车辆、设备洗消带来便利。车上医疗设备配置以满足患者转运医疗所需最少数量为宜，这需要对患者的病情有充分的评估和风险的预判。

3.3 人员配置

新冠肺炎转运车组人员配置总体原则应以满足患者病情护

理需求的最小数量为宜,以降低职业暴露的风险。转运重型、危重型患者需要有相关从业经验的急诊、急救、危重型病例转运经验的医务人员。

推荐意见 8:为危重型患者配置的转运医务人员应在院前或急诊从业2年以上,应熟练掌握呼吸机的参数调试,并可根据监测数据随时调整。同时应掌握气管插管、电击除颤、电复律、心肺复苏等抢救技能及抢救药物的使用。轻型、普通型患者转运对急救人员从业时间、技能掌握无要求,以符合地方院前急救从业要求即可。该标准为推荐标准,各单位可根据具体情况进行调整。

3.4　床旁评估

抵达转出医院前应通过电话联系,给医生和患者预留准备时间,并确认具体转运路径,减少与院内其他科室人员接触。转运前全面细致的评估是实施安全转运的基础,向主管医生了解患者病情及目前给予的治疗措施,并立即开展患者的床旁评估。

推荐意见 9:床旁评估可参照改良早期预警评分(MEWS),具体见表2,MEWS能够较为客观地根据患者的生命体征进行病情危急程度的判断,为医护人员提供判断病情的客观依据[24]。结合患者基础疾病,以及在目前氧疗方式或呼吸支持下的脉搏血氧饱和度水平制订转运方案。

表2　改良早期预警评分

项目	评分（分）						
	3	2	1	0	1	2	3
心率（次/分）		≤40	41～50	51～100	101～110	111～129	≥130
收缩压（mmHg）	≤70	71～80	81～100	101～199		≥200	
呼吸（次/分）		<9		9～14	15～20	21～29	≥30

续表

项目	评分（分）						
	3	2	1	0	1	2	3
体温（℃）		<35		35～38.4		≥38.5	
意识				清楚	对声音有反应	对疼痛有反应	无反应

注：MEWS 评分 5 分是鉴别病情严重程度的临界点，评分>5 分时病情恶化的可能性大，评分>9 分时死亡的危险性明显增加。

鉴于危重型患者具有病情危重、病情变化快且常依赖生命支持手段及转运难度大等特点[25,26]，因此亟须一套科学而规范的传染病重型病例转运方案，优化院前转运流程，以确保患者院前转运的安全。"齐鲁模式"转运[27]则建议危重型患者由转运医务人员做出系统评估，并制订最佳转运方案，及时报告转运中的不良事件，查找原因并总结经验。

（1）系统评估并明确主要问题：该病侵袭的器官以肺部为重，与严重急性呼吸道感染（severe acute respiratory infection，SARI）疾病（如 SARS、MERS、pH1N1 等）相似，部分患者可进展为急性呼吸衰竭[28,29]。结合患者既往病史、生命体征、辅助检查及目前治疗措施准确了解转运风险，明确目前主要问题，对可能发生的风险制订可行性方案。

（2）降阶梯思维[30]和预见性护理[31]：关注患者临床主要问题，分析病情在转运过程中可能出现的最高风险，并根据岗位胜任能力调配转运级别，合理配备医疗资源，同时应对转运设备如车载氧气的储备量和设备的电量等进行评估，以保障患者转运安全。

推荐意见 10：结合《中国重症患者转运指南（2010）》(草案)[32]，对于需要高流量氧疗或呼吸支持患者的转运，需提前对车载氧气和便携式氧气瓶储氧量进行评估，氧气含量=氧气瓶容积（L）×内部压强（bar，1bar=100kPa）。使用时间=氧气含量÷氧流量÷每分通气量，氧气储备应确保全程所需并有 30 分钟以上剩余，在使用无创通气时要考虑漏气补偿部分，避免由于途中氧气耗尽发生不良事件。所有电子设备都应能电池驱动并有充足电量，车载电源应具备 220V 外接电源，插座不少于 2 个。

（3）最佳路径：由于转运的风险会随着时间的延长而增加，因此转运的路径应科学、合理规划，尽量缩短转运时间。

推荐意见 11：院前转运人员可提前通过车载导航系统或手机实时导航软件，了解转运路途是否通畅并知晓途中所需时间。必要时或多车转运多名患者时，可联系属地交通管理部门给予协助。

（4）持续评估：危重型患者的病情变化快，有不可预见性。应将转运方案形成闭合回路，将"结果导向"转变为"过程导向"，注重转运流程每个阶段的持续评估[33]。在执行制订的标准化流程中应做到实时评估与监测。

4. 实 施 转 运

尽量在患者病情稳定的情况下实施转运[34, 35]。在决定实施转运前，应更换所有监护、氧疗及呼吸支持设备，并观察患者的耐受情况，仔细检查输液通路、引流管路通畅且牢固。过床前与患者充分沟通，抵消不安情绪，争取患者配合。妥善给予必要的约束，并确保所有管路在担架车推行过程中无脱落。在车载担架上下急救车时应缓慢轻柔，避免各种管路扭曲、脱落。

4.1　转运体位

体位是改善氧合的重要手段[36]。转运中由于车载担架相对较窄，且推行移动过程中患者主观感受重心不稳，缺乏安全感，改变原体位有可能会导致病情变化[37]，因此应结合患者病情及治疗措施采取适宜体位。

推荐意见 12：神志清楚的患者根据个人意愿采取舒适体位；如有呼吸困难者建议选取半卧位体位以减轻腹腔内脏器对心肺的压力，利于气体交换；条件允许时可垂下双腿呈坐位，由于重力作用，部分血液滞留于下肢和盆腔，可减少回心血量，从而减轻肺淤血和心脏负担。机械通气患者通常取 30°半卧位，预防呼吸机相关性肺炎的发生[38]。在院内治疗时，对氧合指数小于 100mmHg 的患者实施俯卧位通气，可增加功能残气量，减少纵隔和心脏对肺的压迫，改善通气血流比例，对改善患者的氧合作用效果显著[39]。但在院前转运过程中，由于车辆的不稳定性、患者固定的难度增加等而不建议使用。

4.2 氧疗方式

氧疗是低氧血症患者最基本的治疗方式。当患者有缺氧症状或脉搏血氧饱和度低于 94%时都应给予氧疗，随后可通过调整给氧方式及吸入氧浓度，使氧疗目标以最低的吸氧浓度维持患者的脉搏血氧饱和度为 94%～98%，患者如合并慢性阻塞性肺疾病（COPD）应将脉搏血氧饱和度维持在 88%～92%。但应避免过度氧疗，当吸氧浓度＜50%时引起肺损伤的风险相对较低。普通氧疗时不建议湿化，避免增加气溶胶的产生。

推荐意见 13：患者出现呼吸频率＞30 次/分或呼吸窘迫，经低流量氧疗（鼻导管或普通面罩）症状改善不明显、脉搏血氧饱和度≤90%的患者，应及时将氧疗方式更换为非重复呼吸的储氧面罩，氧流量设置为 12～15 L/min，储氧面罩在迅速纠正低中度低氧血症患者机体缺氧状态时有明显作用[40]。患者既往伴有 COPD 时为避免引起二氧化碳潴留，可给予文丘里面罩，氧流量设定为 4～10L/min。

经鼻高流量湿化氧疗（HFNC）是一种新型呼吸支持方式[41]，

具有舒适度高、患者依从性好等优点。通过加温、加湿的氧气可帮助湿化痰液并降低上气道阻力，吸入氧气的流量为 30～40L/min，可产生一定量呼气末正压维持肺泡开放，从而可改善患者部分通气、换气功能。在降低呼吸衰竭患者气管插管率方面，HFNC 较面罩氧疗有明显的优势[42]。

推荐意见 14：患者在院内接受 HFNC 治疗，由于目前该治疗手段在院前转运中尚未普及，且不易进行加温、湿化的操作，在医疗舱内可能增加气溶胶产生的机会等，因此在转运传染病患者时，该治疗手段不适宜。转运前可调整为无创正压通气进行呼吸支持，接受治疗的患者可能会有焦虑和恐惧心理，上机前应耐心解释呼吸机的作用及上机的必要性[43]。在更换后需观察 15～30 分钟，帮助患者成功使用呼吸机，并评估患者的耐受性、临床症状和监测指标是否改善。

4.3 呼吸支持

规范呼吸支持技术应用及预防交叉感染是 SARI 患者呼吸管理的关键[28]。尽早实施并掌握无创、有创通气支持的适应证，成为救治重症患者的重要措施。无创通气（NIV）技术治疗临床各种急、慢性呼吸衰竭已有多年历史[44]。Girault 等[45]总结应用无创通气的临床实践表明，64%的急性呼吸衰竭患者避免了气管插管。因此，理论上能够降低医务人员在为 SARI 患者行气管插管和人工气道管理中的感染风险[46]。院内救治时，如果预计患者的病情能够在 48～72 小时缓解，可以考虑应用无创通气[47]，使用后应严密观察 1～2 小时；对无创通气失败者，应调整呼吸支持策略。

推荐意见 15：无创通气时建议选择口鼻面罩。转运途中严密观察患者，当其出现：①呼吸频率＞30 次/分；②脉搏血氧饱和度＜90%或高碳酸血症；③血压低于 90/60mmHg；④患者出现意识障碍；⑤患者烦躁，极度不耐受时，符合上述任意一项，则提示无创通气失败，需立即气管插管并调整为有创通气支持。在执行气管插管前执行三级防护，有条件可佩戴全面型呼吸防护器。助手给予患者预充氧 3~5 分钟，改善氧合，并使用镇静药和肌松药[48]以减少呛咳的发生。因此，在转运前应综合评价患者使用无创通气的安全性，避免在转运途中行紧急气管插管操作，增加操作的难度和职业暴露的风险。

有创通气的使用应采用肺保护性通气策略，改善氧合，降低呼吸机相关性肺损伤的发生率[49]。呼气末正压（PEEP）相当于肺泡的支架，可以防止肺泡塌陷和减少肺内分流，治疗中要注意尽量连续使用，避免肺泡一张一合产生"剪切力"，而加重肺泡的损伤[50]。使用过程如人机不同步，可静脉给予肌松药和镇静药。在重度 ARDS 患者治疗中可使用气道压力释放通气模式[51]。

推荐意见 16：转运有创机械通气患者时，由于搬抬及救护车身晃动，增加了气管导管脱落的风险，有条件时应使用呼气末二氧化碳波形监测气管导管位置，并使用导管气囊压力进行监测，维持 30cmH$_2$O，降低不合适压力造成的并发症[52]。潮气量初始设定为 6ml/kg（理想体重），吸气压小于 30cmH$_2$O，PEEP 初始设定为 5cmH$_2$O，随后根据患者血氧饱和度进行调整，维持 SpO$_2$ 在 94%以上时 PEEP 最小值。中重度 ARDS 患者应设定高 PEEP，减少肺不张的发生。转运时呼吸机模式、参数应参照院内情况进行调试，连接转运呼吸机后需适应 10~15 分钟，以确保患者生命体征无明显变化后开始转运，转运过程中应避免发生管道脱管、移位、堵塞等情况。医生应随手配备简易呼吸器备用。

4.4 心理疏导

新冠肺炎危重型患者在治疗过程中，由于对疾病认知的恐惧及治疗周期相对较长，可能会出现焦虑、抑郁、失眠等不同程度的心理健康问题，院前急救人员在转运患者过程中应关注患者的心理健康状况，结合心理疏导方案[53]给予适当的疏导、安慰，减轻患者负面情绪，促进患者积极应对疾病，以减少相关并发症的发生[54]。

4.5　风险防控

转运危重型患者时应通过充分准备、详细评估、转运中重要节点的把控和持续的监测，降低转运风险和随车医务人员职业暴露的风险。

推荐意见 17：气道分泌物的气溶胶或飞沫传播是重要的传播途径[55]。气溶胶在物体表面至少可以存活 3 小时[56]。实施以下措施可降低交叉感染的风险：①使用一次性呼吸机管路；②在患者和呼吸机管路之间、呼吸机的压缩机入口处及简易呼吸器和面罩之间使用过滤器；③抵达医院交接断开有创呼吸机管路时，可使用止血钳短暂夹闭气管插管后再迅速连接呼吸机，注意要防止窒息风险；④吸痰操作时建议使用密闭式吸引装置，此可显著减少血氧饱和度下降和低血压的出现，并可维持呼气末正压；⑤转运途中患者可能出现呕吐，应提前备好医用垃圾袋，如吐至医疗舱地板或车载担架上应使用有效氯 5000～10 000mg/L 的含氯消毒剂浸泡、擦拭消毒；⑥接触患者进行相关操作后建议使用免洗手消毒液保持手卫生，完成任务后，应使用有效氯 1000mg/L 以上的含氯消毒剂对患者可能接触的部位进行喷洒，降低洗消人员风险；⑦完成任务返回洗消点，执行任务人员按规范摘脱防护用品，车辆及医疗设备按规程进行终末消毒。

推荐意见 18：在转运途中与接收医院提前沟通，告知患者目前病情及预计到达医院时间，便于接收医院做好相关设备准备及确保患者入住病房通道的畅通。交接时应将途中发生的病情变化、治疗措施告知接收医院。

总之，新冠肺炎危重型患者转运是一个集监护、治疗、护理于一体的连续过程[57]，需要引起院前、院内医疗人员的重视，做好准备，确保患者安全。

参 考 文 献

[1] World Health Organization. WHO Director-General's opening remarks at the Mission briefing on COVID-19-12 March 2020. (2020-3-12). https://www.who.int/dg/speeches/detail/who-director-general-s-opening-remarks-at-the-mission-briefing-on-covid-19---12-march-2020.

[2] 国家卫生健康委. 国家卫生健康委关于新型冠状病毒肺炎暂命名事宜的通知. 国卫医函〔2020〕42 号. (2020-2-07). http://www.gov.cn/zhengce/zhengceku/2020-02/08/content_5476248. htm.

[3] World Health Organization . WHO Director-General's remarks at the media briefing on 2019-nCoV on 11 February 2020. (2020-2-11). https://www.who.int/dg/speeches/detail/who-director-general-s-remarks-at-the-media-briefing-on-2019-ncov-on-11-february-2020.

[4] 国家卫生健康委办公厅. 国家卫生健康委办公厅关于印发新型冠状病毒感染的肺炎病例转运工作方案(试行)的通知. 国卫办医函〔2020〕76 号. (2020-1-27). http://www.gov.cn/zhengce/zhengceku/2020-01/29/content_5472894.htm.

[5] 国家卫生健康委办公厅. 关于加强新型冠状病毒感染的肺炎重症病例医疗救治工作的通知. 国卫办医函〔2020〕64 号. (2020-1-23). http: //www.nhc.gov.cn/yzygj/s7653p/202001/9fbefc9a5fe747e98ea5baeedfb68158. shtml.

[6] 汪松, 肖雪, 龙仙萍, 等. 院内急危重症转运途中意外死亡研究. 中华急诊医学杂志, 2011, 20(12): 1331-1332.

[7] 国家卫生健康委办公厅 国家中医药管理局办公室. 关于印发新型冠状病毒肺炎诊疗方案(试行第七版)的通知. 国卫办医函〔2020〕184 号. (2020-3-3). http://www.nhc.gov. cn/yzygj/s7653p/202003/46c9294a7dfe4cef80dc7f5912eb1989. shtml.

[8] 中华预防医学会新型冠状病毒肺炎防控专家组. 新型冠状病毒肺炎流行病学特征的最新认识. 中华流行病学杂志, 2020, 41(2): 139-144.

[9] 王建斌, 吴俊霞, 张素萍, 等. 后 SARS 时代医院感染管理的发展. 中华医院感染学杂志, 2004, 14(4): 74-76.

[10] 刘坤, 曹彬, 丁枭伟, 等. 综合性医院中呼吸道传染病医院感染的防控 [J]. 中国医院管理, 2010, 30(2): 23-25.

[11] 国家卫生健康委办公厅关于印发新型冠状病毒感染的肺炎防控中常见 医用防护用品使用范围指引(试行)的通知. 国卫办医函〔2020〕75号. (2020-1-26). http://www.nhc.gov.cn/xcs/zhengcwj/202001/e71c5de925a64ea fbe1ce790debab5c6. shtml.

[12] 钱华, 章重洋, 郑晓红. 呼吸道传染病气溶胶传染致病机理及预测方法. 科学通报 2018, 63(10): 931-939.

[13] Fanara B, Manzon C, Barbot O, et al. Recommendations for the intra - hospital transport of critically ill patients. Crit Care, 2010, 14(3): R87.

[14] 中国疾病预防控制中心新型冠状病毒肺炎应急响应机制流行病学组. 新型冠状病毒肺炎流行病学特征分析. 中华流行病学杂志, 2020, 41(2): 145-151.

[15] 中央赴湖北指导组: 应收尽收, 刻不容缓. (2020-2-9). http://www.nhc. gov.cn/xcs/fkdt/202002/d2b6b849d35b4ed3ac726da535c5c065. shtml.

[16] 李小宇, 蒋小燕. 危重 SARS 患者的转运. 中国全科医学, 2003, 6(7): 582.

[17] MacDonald RD, Farr B, Neill M, et al. An emergency medical services transfer authorization center in response to the toronto severe acute respiratory syndrome outbreak[J]. Prehosp Emerg Care, 2004, 8(2): 223-231.

[18] Stacey J, Venn R. Recently published papers: clunk-click every trip, smile, but don't stop for a drink on the way. Crit Care, 2004, 8(6): 408-410.

[19] Sanjay M. Kundavaram. Abhilash. History of prehospital care. Current Medical Issues, 2019, 17(2): 42-43.

[20] 徐新喜, 刘亚军, 王太勇, 等. 具有超压/负压防护功能的急救车防生物 污染的安全性试验研究. 中国安全科学学报, 2008, 18(7): 105-110.

[21] 胡明玺, 孙秋明, 刘圣军, 等. 折叠式传染病员负压隔离转运舱研究. 医 疗卫生装备, 2014, 35(12): 97-100.

[22] 李金年. 负压隔离舱在 SARS 转运中的应用. 中华医学会急诊医学分会、中国病理生理学会危重病医学专业委员会、中华医院管理学会急救中心(站)管理分会、中国中西医结合学会急救医学专业委员会、《中华急诊医学杂志》编辑委员会. 2003 全国 SARS 防治学术交流会论文集. 中华医学会急诊医学分会、中国病理生理学会危重病医学专业委员会、中华医院管理学会急救中心(站)管理分会、中国中西医结合学会急救医学专业委员会、《中华急诊医学杂志》编辑委员会: 中华医学会, 2003: 42-43.

[23] 李贝, 张春刚, 王立新. 使用负压隔离舱跨国航空医疗转运重症成人麻

疹 1 例分析. 空军医学杂志, 2016, 32(3): 213-215.

[24] 刘金金. 改良早期预警评分在急诊患者院内安全转运中的应用. 护理实践与研究, 2016, 13(1): 152-153.

[25] 赵伟英, Greaney Brendan, 陈三妹, 等. 危重患者安全转运的研究现状和展望. 中华急诊医学杂志, 2013, 22(2): 219-221.

[26] Papson JP, Russell KL, Taylor DM. Unexpected events duringtheintra-hospital transport of critically ill patients. Acad Emerg Med, 2007, 14(6): 574-577.

[27] 张建波, 张娟娟, 石蕾, 等. "齐鲁"转运中心远程转运患者的临床特征. 中华急诊医学杂志, 2019, 28(2): 208-213.

[28] World Health Organization: Clinical management of severe acute respiratory infection when Novel coronavirus (nCoV) infection is suspected: Interim Guidance. 2020[EB/OL]. [2020-1-28] . https://www.who.int/docs/ default-source/coronaviruse/clinical-management-of-novel-cov. pdf?sfvrsn= bc7da517_2.

[29] Phua GC , Govert J. Mechanical ventilation in an airborne epidemic. Clin Chest Med, 2008, 29(2): 323-328, vii.

[30] 王佩燕. 独特的急诊临床思维——降阶梯式鉴别诊断. 世界急危重病医学杂志, 2007, 4(3): 1828.

[31] 杨春花. 预见性护理在院前急救急危重症患者转运中的应用效果观察. 医学理论与实践, 2018, 31(11): 1667, 1691-1692.

[32] 中华医学会重症医学分会. 《中国重症患者转运指南(2010)》(草案). 中国危重病急救医学, 2010, 22(6): 328-330.

[33] 高健, 华小雪, 徐军. 急诊危重症患者院内转运共识——标准化分级转运方案. 中华卫生应急电子杂志, 2017, 3(5) : 257-261.

[34] Day D. Keeping patients safe during intrahospital transport. Crit Care Nurse, 2010, 30(4): 18-32.

[35] Lapinsky SE , Hawryluck L. ICU management of severe acute respiratory syndrome. Intensive Care Med, 2003, 29(6): 870-875.

[36] 郑彬荣, 杨敏, 乔松, 等. 急性呼吸窘迫综合征患者平卧与侧卧位机械通气治疗炎性因子变化对比. 中国医刊, 2013, 48(2) : 56-58.

[37] 刘夫艳. 侧卧位对危重症患者中心静脉压影响的研究. 实用临床护理学杂志, 2018, 3(9): 130-131.

[38] 王辉, 韩芳, 李茜. ICU 呼吸机相关性肺炎危险因素及预防对策. 中华医院感染学杂志, 2014, 24(1): 110-111.

[39] 陈迎春. 俯卧位通气应用于 COPD 病人急性加重期 ARDS 的研究进展. 中西医结合心血管病杂志, 2018, 6(14): 11-12.

[40] 杨贞文, 李秋满, 苏运辉, 等. 储氧面罩在院前低张性低氧血症救治中的应用价值. 南昌大学学报(医学版), 2014, 54(4): 48-50, 66.

[41] 中华医学会呼吸病学分会呼吸危重症医学学组. 成人经鼻高流量湿化氧疗临床规范应用专家共识. 中华结核和呼吸杂志, 2019, 42(2): 83-91.

[42] 岳伟岗, 张志刚, 张彩云, 等. 经鼻高流量氧疗对呼吸衰竭患者疗效的 Meta 分析. 中华危重病急救医学, 2017, 29(5): 396-402.

[43] 刘文彩, 李明贞, 周爱玲, 等. 早期 ARDS 应用无创通气的临床观察. 实用诊断与治疗杂志, 2007, 21(03): 226-228.

[44] 陈荣昌, 张秀燕, 何国清, 等. 改进的面罩对无创人工通气死腔效应的影响. 中华结核和呼吸杂志, 2000, 23(12): 734-736.

[45] Girault C, Briel A, Hellot MF, et al. Noninvasive mechanical ventilation in clinical practice: A 2-year experience in amedical intensive care unit. Crit Care Med, 2003, 31(2): 552-559.

[46] Yam LY, Chen RC, Zhong NS. SARS: ventilatory and intensive care. Respirology, 2003, 8(Suppl): S31-S35.

[47] 徐远达, 江梅, 萧正伦. 无创通气辅助治疗严重急性呼吸综合征急性呼吸衰竭的回顾分析. 中国呼吸与危重监护杂志, 2010, 9(6): 575-579.

[48] 聂祥碧, 王曾庚, 郭经华, 等. ICU 选择性气管插管前镇静的临床应用分析. 中国医药导报, 2010, 7(33): 166-167.

[49] 梁伟雄. 肺保护性通气策略治疗急性呼吸窘迫综合征的临床探讨. 中国临床研究, 2014, 27(5): 535-536.

[50] 李春燕, 童朝辉, 黄克武, 等. 重症 SARS 患者应用无创正压通气呼吸机的护理. 中国全科医学, 2003, 6(7): 574-575.

[51] 刘小毅, 刘慧, 冉慧, 等. 气道压力释放通气在治疗重度急性呼吸窘迫综合征患者中的应用观察. 四川医学, 2019, 40(9): 947-951.

[52] 赵桂华, 葛明月, 殷姜文, 等. 急诊科气管插管患者套囊压力水平及其影响因素分析. 中华灾害救援医学, 2018, 6(6): 301-305.

[53] 国务院应对新型冠状病毒肺炎疫情联防联控机制. 关于印发新冠肺炎疫情心理疏导工作方案的通知. 联防联控机制发〔2020〕34号. (2020-3-18). http://www.nhc.gov.cn/jkj/s3577/202003/0beb22634f8a4a 48aecf405c289fc25e. shtml.

[54] 徐琼辉, 刘娜, 涂佳, 等. 基于 PDCA 循环管理配合心理疏导对 ICU 呼吸机相关性肺炎患者自我感受负担、应付方式及并发症的影响. 中国健康

心理学杂志, 2019, 27(8): 1159-1162.

[55] 孙迟, 吴洁华. 院内转运风险及其规避措施的研究进展. 中华护理杂志, 2012, 47(11): 981-983.

[56] van Doremalen N, Bushmaker T, Morris D, et al, Aerosol and surface stability of HCoV-19 (SARS-CoV-2) compared to SARS-CoV-1. N Engl J Med. 2020.

[57] 司联晶, 陈月芬. 危重患者院内转运的护理风险及防范措施. 卫生职业教育, 2010, 28(4): 153-154.

附录四　国家卫健委转运通知

国家卫生健康委员会办公厅

国卫办医函〔2020〕76号

国家卫生健康委办公厅关于印发
新型冠状病毒感染的肺炎病例
转运工作方案（试行）的通知

各省、自治区、直辖市及新疆生产建设兵团卫生健康委：

　　为切实做好新型冠状病毒感染的肺炎疫情防控工作，确保各地新型冠状病毒感染的肺炎病例转运工作顺利开展，有效控制疫情，我们制定了《新型冠状病毒感染的肺炎病例转运工作方案（试行）》。请各地卫生健康行政部门按照本方案要求，结合实际制定具体工作细则，确保工作有序开展。

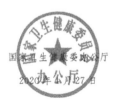

2020年1月27日

（信息公开形式：主动公开）

新型冠状病毒感染的肺炎病例
转运工作方案（试行）

为确保新型冠状病毒感染的肺炎病例转运工作顺利开展，有效控制疫情，保障人民身体健康安全，特制定本工作方案。

一、基本要求

（一）各级卫生健康行政部门统筹负责辖区内新型冠状病毒感染的肺炎病例转运的指挥调度工作。疑似病例和确诊病例都应转运至定点医院集中救治。医疗机构发现新型冠状病毒感染的肺炎病例时，需向本地卫生健康行政部门报告，由市级卫生健康行政部门组织急救中心，将病例转运至定点救治医院。

（二）急救中心应当设置专门的区域停放转运救护车辆，配置洗消设施，配备专门的医务人员、司机、救护车辆负责新型冠状病毒感染的肺炎病例的转运工作。

（三）医疗机构和急救中心应当做好患者转运交接记录，并及时报上级卫生健康行政部门。

二、转运要求

（一）转运救护车辆车载医疗设备（包括担架）专车专用，驾驶室与车厢严格密封隔离，车内设专门的污染物品放置区域，配备防护用品、消毒液、快速手消毒剂。

（二）医务人员穿工作服、隔离衣，戴手套、工作帽、医用防护口罩；司机穿工作服，戴外科口罩、手套。

（三）医务人员、司机转运新型冠状病毒感染的肺炎患者后，须及时更换全套防护物品。

（四）转运救护车应具备转运呼吸道传染病患者基本条件，尽可能使用负压救护车进行转运。转运时应保持密闭状态，转运后对车辆进行消毒处理。转运重症病例时，应随车配备必要的生命支持设备，防止患者在转运过程中病情进一步恶化。

（五）医务人员和司机的防护，车辆、医疗用品及设备消毒，污染物品处理等按照《医院感染管理办法》《消毒技术规范》及相关规定执行。

（六）救护车返回后需严格消毒方可再转运下一例患者。

三、工作流程

（一）转运流程

穿、戴防护物品→出车至医疗机构接患者→患者戴外科口罩→将患者安置在救护车→将患者转运至接收医疗机构→车辆及设备消毒→转运下一例患者。

（二）穿戴及脱摘防护物品流程

穿戴防护物品流程：洗手或手消毒→戴帽子→戴医用防护口罩→穿工作服→穿隔离衣→戴手套。

脱摘防护物品流程：摘手套→洗手或手消毒→脱隔离衣→洗手或手消毒→摘口罩帽子→洗手或手消毒。

（三）医务人员、司机下班前进行手卫生→淋浴更衣。

（四）救护车清洁消毒：

1.空气：开窗通风。

2.车厢及其物体表面：过氧化氢喷雾或含氯消毒剂擦拭消毒。

国家卫生健康委办公厅　　　　　　2020 年 1 月 27 日印发

校对：黄　欣

附录五 新型冠状病毒肺炎诊疗方案（试行第八版修订版）

新型冠状病毒肺炎（新冠肺炎，COVID-19）为新发急性呼吸道传染病，目前已成为全球性重大公共卫生事件。通过积极防控和救治，我国境内疫情得到有效控制。由于全球疫情持续存在，我国仍面临疫情传播和扩散的风险。当前全球范围内正在组织开展新型冠状病毒疫苗接种，多数人员在接种疫苗后会产生新型冠状病毒特异性抗体，为进一步做好新型冠状病毒肺炎诊疗工作，我委组织专家对《新型冠状病毒肺炎诊疗方案（试行第八版）》相关内容进行修订，形成《新型冠状病毒肺炎诊疗方案（试行第八版修订版）》。

一、病原学特点

新型冠状病毒（2019-nCoV）属于 β 属的冠状病毒，有包膜，颗粒呈圆形或椭圆形，直径 60～140nm。具有 5 个必需基因，分别针对核蛋白（N）、病毒包膜（E）、基质蛋白（M）和刺突蛋白（S）4 种结构蛋白及 RNA 依赖性的 RNA 聚合酶（RdRp）。核蛋白（N）包裹 RNA 基因组构成核衣壳，外面围绕着病毒包膜（E），病毒包膜包埋有基质蛋白（M）和刺突蛋白（S）等蛋白。刺突蛋白通过结合血管紧张素转化酶 2（ACE-2）进入细胞。体外分离培养时，新型冠状病毒 96 个小时左右即可在人呼吸道上皮细胞内发现，而在 Vero E6 和 Huh-7 细胞系中分离培养约需 4～6 天。

冠状病毒对紫外线和热敏感，56℃ 30 分钟、乙醚、75%乙醇、含氯消毒剂、过氧乙酸和氯仿等脂溶剂均可有效灭活病毒，氯己定不能有效灭活病毒。

二、流行病学特点

（一）传染源。

传染源主要是新型冠状病毒感染的患者和无症状感染者，在潜伏期即有传染性，发病后 5 天内传染性较强。

（二）传播途径。

经呼吸道飞沫和密切接触传播是主要的传播途径。接触病毒污染的物品也可造成感染。

在相对封闭的环境中长时间暴露于高浓度气溶胶情况下存在经气溶胶传播的可能。由于在粪便、尿液中可分离到新型冠状病毒，应注意其对环境污染造成接触传播或气溶胶传播。

（三）易感人群。

人群普遍易感。感染后或接种新型冠状病毒疫苗后可获得一定的免疫力，但持续时间尚不明确。

三、病理改变

以下为主要器官病理学改变和新型冠状病毒检测结果（不包括基础疾病病变）。

（一）肺脏。

肺脏呈不同程度的实变。实变区主要呈现弥漫性肺泡损伤和渗出性肺泡炎。不同区域肺病变复杂多样，新旧交错。

肺泡腔内见浆液、纤维蛋白性渗出物及透明膜形成；渗出细胞主要为单核和巨噬细胞，可见多核巨细胞。Ⅱ型肺泡上皮细胞增生，部分细胞脱落。Ⅱ型肺泡上皮细胞和巨噬细胞内偶见包涵体。肺泡隔可见充血、水肿，单核和淋巴细胞浸润。少数肺泡过度充气、肺泡隔断裂或囊腔形成。肺内各级支气管黏膜部分上皮脱落，腔内可见渗出物和黏液。小支气管和细支气管易见黏液栓形成。可见肺血管炎、血栓形成（混合血栓、透明血栓）和血栓栓塞。肺组织易见灶性出血，可见出血性梗死、细菌和（或）真菌感染。病程较长的病例，可见肺泡腔渗出物机化（肉质变）和肺间质纤维化。

电镜下支气管黏膜上皮和 II 型肺泡上皮细胞胞质内可见冠状病毒颗粒。免疫组化染色显示部分支气管黏膜上皮、肺泡上皮细胞和巨噬细胞呈新型冠状病毒抗原免疫染色和核酸检测阳性。

（二）脾脏、肺门淋巴结和骨髓。

脾脏缩小。白髓萎缩，淋巴细胞数量减少、部分细胞坏死；红髓充血、灶性出血，脾脏内巨噬细胞增生并可见吞噬现象；可见脾脏贫血性梗死。淋巴结淋巴细胞数量较少，可见坏死。免疫组化染色显示脾脏和淋巴结内 CD4+ T 和 CD8+ T 细胞均减少。淋巴结组织可呈新型冠状病毒核酸检测阳性，巨噬细胞新型冠状病毒抗原免疫染色阳性。骨髓造血细胞或增生或数量减少，粒红比例增高；偶见噬血现象。

（三）心脏和血管。

部分心肌细胞可见变性、坏死，间质充血、水肿，可见少数单核细胞、淋巴细胞和（或）中性粒细胞浸润。偶见新型冠状病毒核酸检测阳性。

全身主要部位小血管可见内皮细胞脱落、内膜或全层炎症；可见血管内混合血栓形成、血栓栓塞及相应部位的梗死。主要脏器微血管可见透明血栓形成。

（四）肝脏和胆囊。

肝细胞变性、灶性坏死伴中性粒细胞浸润；肝血窦充血，汇管区见淋巴细胞和单核细胞细胞浸润，微血栓形成。胆囊高度充盈。肝脏和胆囊可见新型冠状病毒核酸检测阳性。

（五）肾脏。

肾小球毛细血管充血，偶见节段性纤维素样坏死；球囊腔内见蛋白性渗出物。近端小管上皮变性，部分坏死、脱落，远端小管易见管型。肾间质充血，可见微血栓形成。肾组织偶见新型冠状病毒核酸检测阳性。

（六）其他器官。

脑组织充血、水肿，部分神经元变性、缺血性改变和脱失，偶见噬节现象；可见血管周围间隙单核细胞和淋巴细胞浸润。肾上腺见灶性坏死。食管、胃和肠黏膜上皮不同程度变性、坏死、脱落，固有层和黏膜下单核细胞、淋巴细胞浸润。肾上腺可见皮质细胞变性，灶性出血和坏死。睾丸见不同程度的生精细胞数量减少，Sertoli 细胞和 Leydig 细胞变性。

鼻咽和胃肠黏膜及睾丸和唾液腺等器官可检测到新型冠状病毒。

四、临床特点

（一）临床表现。

潜伏期 1～14 天，多为 3～7 天。

以发热、干咳、乏力为主要表现。部分患者以嗅觉、味觉减退或丧失等为首发症状，少数患者伴有鼻塞、流涕、咽痛、结膜炎、肌痛和腹泻等症状。重症患者多在发病一周后出现呼吸困难和（或）低氧血症，严重者可快速进展为急性呼吸窘迫综合征、脓毒症休克、难以纠正的代谢性酸中毒和出凝血功能障碍及多器官功能衰竭等。极少数患者还可有中枢神经系统受累及肢端缺血性坏死等表现。值得注意的是重型、危重型患者病程中可为中低热，甚至无明显发热。

轻型患者可表现为低热、轻微乏力、嗅觉及味觉障碍等，无肺炎表现。少数患者在感染新型冠状病毒后可无明显临床症状。

多数患者预后良好，少数患者病情危重，多见于老年人、有慢性基础疾病者、晚期妊娠和围产期女性、肥胖人群。

儿童病例症状相对较轻，部分儿童及新生儿病例症状可不典型，表现为呕吐、腹泻等消化道症状或仅表现为反应差、呼吸急促。极少数儿童可有多系统炎症综合征（MIS－C），出现类似川崎病或不典型川崎病表现、中毒性休克综合征或巨噬细胞活化综合征等，多发生于恢复期。主要表现为发热伴皮疹、非化脓性结膜炎、黏膜炎症、低血压或休克、凝血障碍、急性消化道症状等。一旦发生，病情可在短期内急剧恶化。

（二）实验室检查。

1.一般检查

发病早期外周血白细胞总数正常或减少，可见淋巴细胞计数减少，部分患者可出现肝酶、乳酸脱氢酶、肌酶、肌红蛋白、肌钙蛋白和铁蛋白增高。多数患者 C 反应蛋白（CRP）和血沉升高，降钙素原（PCT）正常。重型、危重型患者可见 D－二聚体升高、外周血淋巴细胞进行性减少，炎症因子升高。

2.病原学及血清学检查

（1）病原学检查：采用 RT－PCR、NGS 等方法在鼻、口咽拭子、痰和其他下呼吸道分泌物、血液、粪便、尿液等标本中可检测出新型冠状病毒核酸。检测下呼吸道标本（痰或气道抽取物）更加准确。

核酸检测会受到病程、标本采集、检测过程、检测试剂等因素的影响，为提高检测阳性率，应规范采集标本，标本采集后尽快送检。

（2）血清学检查：新型冠状病毒特异性 IgM 抗体、IgG 抗体阳性，发病 1 周内阳性率均较低。

由于试剂本身阳性判断值原因，或者体内存在干扰物质（类风湿因子、嗜异性抗体、补体、溶菌酶等），或者标本原因（标本溶血、标本被细菌污染、标本贮存时间过长、标本凝固不全等），抗体检测可能会出现假阳性。一般不单独以血清学检测作为诊断依据，需结合流行病学史、临床表现和基础疾病等情况进行综合判断。

（三）胸部影像学。

早期呈现多发小斑片影及间质改变，以肺外带明显。进而发展为双肺多发磨玻璃影、浸润影，严重者可出现肺实变，胸腔积液少见。MIS－C 时，心功能不全患者可见心影增大和肺水肿。

五、诊断

（一）诊断原则。

根据流行病学史、临床表现、实验室检查等进行综合分析，作出诊断。新型冠状病毒核酸检测阳性为确诊的首要标准。未接种新型冠状病毒疫苗者新型冠状病毒特异性抗体检测可作为诊断的参考依据。接种新型冠状病毒疫苗者和既往感染新型冠状病毒者，原则上抗体不作为诊断依据。

（二）诊断标准。

1.疑似病例。

有下述流行病学史中的任何 1 条，且符合临床表现中任意 2 条。

无明确流行病学史的，符合临床表现中的 3 条；或符合临床表现中任意 2 条，同时新型冠状病毒特异性 lgM 抗体阳性（近期接种过新型冠状病毒疫苗者不作为参考指标）。

（1）流行病学史

①发病前 14 天内有病例报告社区的旅行史或居住史；

②发病前 14 天内与新型冠状病毒感染的患者和无症状感染者有接触史；

③发病前 14 天内曾接触过来自有病例报告社区的发热或有呼吸道症状的患者；

④聚集性发病（14 天内在小范围如家庭、办公室、学校班级

等场所，出现 2 例及以上发热和／或呼吸道症状的病例）。

（2）临床表现

①发热和(或)呼吸道症状等新型冠状病毒肺炎相关临床表现；

②具有上述新型冠状病毒肺炎影像学特征；

③发病早期白细胞总数正常或降低，淋巴细胞计数正常或减少。

2.确诊病例。

疑似病例具备以下病原学或血清学证据之一者：

（1）新型冠状病毒核酸检测阳性；

（2）未接种新型冠状病毒疫苗者新型冠状病毒特异性 IgM 抗体和 IgG 抗体均为阳性。

六、临床分型

（一）轻型。

临床症状轻微，影像学未见肺炎表现。

（二）普通型。

具有发热、呼吸道症状等，影像学可见肺炎表现。

（三）重型。

成人符合下列任何一条：

1.出现气促，RR≥30 次/分；

2.静息状态下，吸空气时指氧饱和度≤93%；

3.动脉血氧分压（PaO$_2$）/吸氧浓度（FiO$_2$）≤300mmHg（1mmHg=0.133kPa）；

高海拔(海拔超过 1000 米)地区应根据以下公式对 PaO$_2$/FiO$_2$进行校正：PaO$_2$/FiO$_2$×[760/大气压（mmHg）]。

4.临床症状进行性加重,肺部影像学显示 24～48 小时内病灶明显进展＞50%者。

儿童符合下列任何一条：

1.持续高热超过 3 天；

2.出现气促（＜2 月龄，RR≥60 次/分；2～12 月龄，RR≥

50 次/分；1～5 岁，RR≥40 次/分；>5 岁，RR≥30 次/分），除外发热和哭闹的影响；

3.静息状态下，吸空气时指氧饱和度≤93%；

4.辅助呼吸（鼻翼扇动、三凹征）；

5.出现嗜睡、惊厥；

6.拒食或喂养困难，有脱水征。

（四）危重型。

符合以下情况之一者：

1.出现呼吸衰竭，且需要机械通气；

2.出现休克；

3.合并其他器官功能衰竭需 ICU 监护治疗。

七、重型/危重型高危人群

（一）大于 65 岁老年人；

（二）有心脑血管疾病（含高血压）、慢性肺部疾病（慢性阻塞性肺疾病、中度至重度哮喘）、糖尿病、慢性肝脏、肾脏疾病、肿瘤等基础疾病者；

（三）免疫功能缺陷（如艾滋病患者、长期使用皮质类固醇或其他免疫抑制药物导致免疫功能减退状态）；

（四）肥胖（体质指数≥30）；

（五）晚期妊娠和围产期女性；

（六）重度吸烟者。

八、重型/危重型早期预警指标

（一）成人。

有以下指标变化应警惕病情恶化：

1.低氧血症或呼吸窘迫进行性加重；

2.组织氧合指标恶化或乳酸进行性升高；

3.外周血淋巴细胞计数进行性降低或外周血炎症标记物如 IL－6、CRP、铁蛋白等进行性上升；

4.D－二聚体等凝血功能相关指标明显升高；

5.胸部影像学显示肺部病变明显进展。

（二）儿童。

1.呼吸频率增快；

2.精神反应差、嗜睡；

3.乳酸进行性升高；

4.CRP、PCT、铁蛋白等炎症标记物明显升高；

5.影像学显示双侧或多肺叶浸润、胸腔积液或短期内病变快速进展；

6.有基础疾病（先天性心脏病、支气管肺发育不良、呼吸道畸形、异常血红蛋白、重度营养不良等）、有免疫缺陷或低下（长期使用免疫抑制剂）和新生儿。

九、鉴别诊断

（一）新型冠状病毒肺炎轻型表现需与其它病毒引起的上呼吸道感染相鉴别。

（二）新型冠状病毒肺炎主要与流感病毒、腺病毒、呼吸道合胞病毒等其他已知病毒性肺炎及肺炎支原体感染鉴别，尤其是对疑似病例要尽可能采取快速抗原检测、多重 PCR 核酸检测等方法，对常见呼吸道病原体进行检测。

（三）还要与非感染性疾病，如血管炎、皮肌炎和机化性肺炎等鉴别。

（四）儿童患者出现皮疹、黏膜损害时，需与川崎病鉴别。

十、病例的发现与报告

各级各类医疗机构的医务人员发现符合病例定义的疑似病例后，应当立即进行单人单间隔离治疗，院内专家会诊或主诊医师会诊，仍考虑疑似病例，在 2 小时内进行网络直报，并采集标本进行新型冠状病毒核酸检测，同时在确保转运安全前提下立即将疑似病例转运至定点医院。与新型冠状病毒感染者有密切接触者，即便常见呼吸道病原检测阳性，也应及时进行新型冠状病毒病原学检测。疑似病例连续两次新型冠状病毒核酸检测阴性（采样时间至少间隔 24 小时）且发病 7 天后新型冠状病毒特异性 IgM 抗体和 IgG 抗体仍为阴性可排除疑似病例诊断。

对于确诊病例应在发现后 2 小时内进行网络直报。

十一、治疗

（一）根据病情确定治疗场所。

1.疑似及确诊病例应在具备有效隔离条件和防护条件的定点医院隔离治疗，疑似病例应单人单间隔离治疗，确诊病例可多人收治在同一病室。

2.危重型病例应当尽早收入 ICU 治疗。

（二）一般治疗。

1.卧床休息，加强支持治疗，保证充分能量摄入；注意水、电解质平衡，维持内环境稳定；密切监测生命体征、指氧饱和度等。

2.根据病情监测血常规、尿常规、CRP、生化指标（肝酶、心肌酶、肾功能等）、凝血功能、动脉血气分析、胸部影像学等。有条件者可行细胞因子检测。

3.及时给予有效氧疗措施，包括鼻导管、面罩给氧和经鼻高流量氧疗。有条件可采用氢氧混合吸入气（H_2/O_2：66.6%/33.3%）治疗。

4.抗菌药物治疗：避免盲目或不恰当使用抗菌药物，尤其是联合使用广谱抗菌药物。

（三）抗病毒治疗。

在抗病毒药物应急性临床试用过程中，相继开展了多项临床试验，虽然仍未发现经严格"随机、双盲、安慰剂对照研究"证明有效的抗病毒药物，但某些药物经临床观察研究显示可能具有一定的治疗作用。目前较为一致的意见认为，具有潜在抗病毒作用的药物应在病程早期使用，建议重点应用于有重症高危因素及有重症倾向的患者。

不推荐单独使用洛匹那韦/利托那韦和利巴韦林，不推荐使用羟氯喹或联合使用阿奇霉素。以下药物可继续试用，在临床应用中进一步评价疗效。

1. α－干扰素：成人每次 500 万 U 或相当剂量，加入灭菌注射用水 2ml，每日 2 次，雾化吸入，疗程不超过 10 天；

2. 利巴韦林：建议与干扰素（剂量同上）或洛匹那韦/利托那韦（成人 200mg/50mg/粒，每次 2 粒，每日 2 次）联合应用，成人 500mg/次，每日 2 至 3 次静脉输注，疗程不超过 10 天；

3. 磷酸氯喹：用于 18～65 岁成人。体重大于 50kg 者，每次500mg，每日 2 次，疗程 7 天；体重小于 50kg 者，第 1、2 天每次 500mg，每日 2 次，第 3～7 天每次 500mg，每日 1 次；

4. 阿比多尔：成人 200mg，每日 3 次，疗程不超过 10 天。

要注意上述药物的不良反应、禁忌证以及与其他药物的相互作用等问题。不建议同时应用 3 种以上抗病毒药物，出现不可耐受的毒副作用时应停止使用相关药物。对孕产妇患者的治疗应考虑妊娠周数，尽可能选择对胎儿影响较小的药物，以及考虑是否终止妊娠后再进行治疗，并知情告知。

（四）免疫治疗。

1. 康复者恢复期血浆：适用于病情进展较快、重型和危重型患者。用法用量参考《新冠肺炎康复者恢复期血浆临床治疗方案（试行第二版）》。

2. 静注 COVID－19 人免疫球蛋白：可应急用于病情进展较快的普通型和重型患者。推荐剂量为普通型 20ml、重型 40ml，静脉输注，根据患者病情改善情况，可隔日再次输注，总次数不超过 5 次。

3. 托珠单抗：对于双肺广泛病变者及重型患者，且实验室检测 IL－6 水平升高者，可试用。具体用法：首次剂量 4～8mg/kg，推荐剂量 400mg，0.9%生理盐水稀释至 100ml，输注时间大于 1 小时；首次用药疗效不佳者，可在首剂应用 12 小时后追加应用一次（剂量同前），累计给药次数最多为 2 次，单次最大剂量不超过 800mg。注意过敏反应，有结核等活动性感染者禁用。

（五）糖皮质激素治疗。

对于氧合指标进行性恶化、影像学进展迅速、机体炎症反应过度激活状态的患者，酌情短期内（一般建议 3～5 日，不超过 10 日）使用糖皮质激素，建议剂量相当于甲泼尼龙 0.5～1mg/kg/日，应当注意较大剂量糖皮质激素由于免疫抑制作用，可能会延缓对病毒的清除。

（六）重型、危重型病例的治疗。

1.治疗原则：在上述治疗的基础上，积极防治并发症，治疗基础疾病，预防继发感染，及时进行器官功能支持。

2.呼吸支持：

（1）鼻导管或面罩吸氧

PaO_2/FiO_2 低于 300 mmHg 的重型患者均应立即给予氧疗。接受鼻导管或面罩吸氧后，短时间（1～2 小时）密切观察，若呼吸窘迫和(或)低氧血症无改善,应使用经鼻高流量氧疗（HFNC）或无创通气（NIV）。

（2）经鼻高流量氧疗或无创通气

PaO_2/FiO_2 低于 200 mmHg 应给予经鼻高流量氧疗（HFNC）或无创通气（NIV）。接受 HFNC 或 NIV 的患者，无禁忌证的情况下，建议同时实施俯卧位通气，即清醒俯卧位通气，俯卧位治疗时间应大于 12 小时。

部分患者使用 HFNC 或 NIV 治疗的失败风险高，需要密切观察患者的症状和体征。若短时间（1～2 小时）治疗后病情无改善，特别是接受俯卧位治疗后，低氧血症仍无改善，或呼吸频数、潮气量过大或吸气努力过强等，往往提示 HFNC 或 NIV 治疗疗效不佳，应及时进行有创机械通气治疗。

（3）有创机械通气

一般情况下，PaO_2/FiO_2 低于 150mmHg，应考虑气管插管，实施有创机械通气。但鉴于重症新型冠状病毒肺炎患者低氧血症的临床表现不典型，不应单纯把 PaO_2/FiO_2 是否达标作为气管插管和有创机械通气的指征，而应结合患者的临床表现和器官功能情况实时进行评估。值得注意的是，延误气管插管，带来的危害可能更大。

早期恰当的有创机械通气治疗是危重型患者重要的治疗手段。实施肺保护性机械通气策略。对于中重度急性呼吸窘迫综合征患者，或有创机械通气 FiO_2 高于 50% 时，可采用肺复张治疗。并根据肺复张的反应性，决定是否反复实施肺复张手法。应注意部分新型冠状病毒肺炎患者肺可复张性较差，应避免过高的 PEEP 导致气压伤。

（4）气道管理

加强气道湿化，建议采用主动加热湿化器，有条件的使用环路加热导丝保证湿化效果；建议使用密闭式吸痰，必要时气管镜吸痰；积极进行气道廓清治疗，如振动排痰、高频胸廓振荡、体位引流等；在氧合及血流动力学稳定的情况下，尽早开展被动及主动活动，促进痰液引流及肺康复。

（5）体外膜肺氧合（ECMO）

ECMO 启动时机。在最优的机械通气条件下（$FiO_2 \geqslant 80\%$，潮气量为 6 ml/kg 理想体重，$PEEP \geqslant 5$ cmH$_2$O，且无禁忌证），且保护性通气和俯卧位通气效果不佳，并符合以下之一，应尽早考虑评估实施 ECMO：

①$PaO_2/FiO_2 < 50$ mmHg 超过 3 小时；

②$PaO_2/FiO_2 < 80$ mmHg 超过 6 小时；

③动脉血 pH < 7.25 且 $PaCO_2 > 60$ mmHg 超过 6 小时，且呼

吸频率 > 35 次/分；

④呼吸频率 > 35 次/分时，动脉血 pH < 7.2 且平台压 > 30cmH$_2$O；

⑤合并心源性休克或者心脏骤停。

符合 ECMO 指征，且无禁忌证的危重型患者，应尽早启动 ECMO 治疗，避免延误时机，导致患者预后不良。

ECMO 模式选择。仅需呼吸支持时选用静脉 – 静脉方式 ECMO（VV – ECMO），是最为常用的方式；需呼吸和循环同时支持则选用静脉 – 动脉方式 ECMO（VA – ECMO）；VA – ECMO 出现头臂部缺氧时可采用静脉 – 动脉 – 静脉方式 ECMO（VAV – ECMO）。实施 ECMO 后，严格实施肺保护性肺通气策略。推荐初始设置：潮气量 < 4～6ml/kg 理想体重，平台压 ≤ 25cmH$_2$O，驱动压 < 15cmH$_2$O，PEEP 5～15cmH$_2$O，呼吸频率 4～10 次/分，FiO$_2$ < 50%。对于氧合功能难以维持或吸气努力强、双肺重力依赖区实变明显、或需积极气道分泌物引流的患者，可联合俯卧位通气。

儿童心肺代偿能力较成人弱，对缺氧更为敏感，需要应用比成人更积极的氧疗和通气支持策略，指征应适当放宽；不推荐常规应用肺复张。

3.循环支持：危重型患者可合并休克，应在充分液体复苏的基础上，合理使用血管活性药物，密切监测患者血压、心率和尿量的变化，以及乳酸和碱剩余。必要时进行血流动力学监测，指导输液和血管活性药物使用，改善组织灌注。

4.抗凝治疗：重型或危重型患者合并血栓栓塞风险较高。对无抗凝禁忌证者，同时 D – 二聚体明显增高者，建议预防性使用抗凝药物。发生血栓栓塞事件时，按照相应指南进行抗凝治疗。

5.急性肾损伤和肾替代治疗：危重型患者可合并急性肾损伤，应积极寻找病因，如低灌注和药物等因素。在积极纠正病因的同时，注意维持水、电解质、酸碱平衡。连续性肾替代治疗（CRRT）

的指征包括：①高钾血症；②严重酸中毒；③利尿剂无效的肺水肿或水负荷过多。

6.血液净化治疗：血液净化系统包括血浆置换、吸附、灌流、血液/血浆滤过等，能清除炎症因子，阻断"细胞因子风暴"，从而减轻炎症反应对机体的损伤，可用于重型、危重型患者细胞因子风暴早中期的救治。

7.儿童多系统炎症综合征：治疗原则是多学科合作，尽早抗炎、纠正休克和出凝血功能障碍、脏器功能支持，必要时抗感染治疗。有典型或不典型川崎病表现者，与川崎病经典治疗方案相似。以静脉用丙种球蛋白（IVIG）、糖皮质激素及口服阿司匹林等治疗为主。

8.其他治疗措施可考虑使用血必净治疗；可使用肠道微生态调节剂，维持肠道微生态平衡，预防继发细菌感染；儿童重型、危重型病例可酌情考虑使用 IVIG。

妊娠合并重型或危重型患者应积极终止妊娠，剖腹产为首选。

患者常存在焦虑恐惧情绪，应当加强心理疏导，必要时辅以药物治疗。

（七）中医治疗。

本病属于中医"疫"病范畴，病因为感受"疫戾"之气，各地可根据病情、当地气候特点以及不同体质等情况，参照下列方案进行辨证论治。涉及到超药典剂量，应当在医师指导下使用。

1.医学观察期

临床表现 1：乏力伴胃肠不适

推荐中成药：藿香正气胶囊（丸、水、口服液）

临床表现 2：乏力伴发热

推荐中成药：金花清感颗粒、连花清瘟胶囊（颗粒）、疏风解毒胶囊（颗粒）

2.临床治疗期（确诊病例）

2.1 清肺排毒汤

适用范围：结合多地医生临床观察，适用于轻型、普通型、重型患者，在危重型患者救治中可结合患者实际情况合理使用。

基础方剂：麻黄 9g、炙甘草 6g、杏仁 9g、生石膏 15～30g（先煎）、桂枝 9g、泽泻 9g、猪苓 9g、白术 9g、茯苓 15g、柴胡 16g、黄芩 6g、姜半夏 9g、生姜 9g、紫菀 9g、冬花 9g、射干 9g、细辛 6g、山药 12g、枳实 6g、陈皮 6g、藿香 9g。

服法：传统中药饮片，水煎服。每天一付，早晚各一次（饭后四十分钟），温服，三付一个疗程。

如有条件，每次服完药可加服大米汤半碗，舌干津液亏虚者可多服至一碗。（注：如患者不发热则生石膏的用量要小，发热或壮热可加大生石膏用量）。若症状好转而未痊愈则服用第二个疗程，若患者有特殊情况或其他基础病，第二疗程可以根据实际情况修改处方，症状消失则停药。

处方来源：国家卫生健康委办公厅　国家中医药管理局办公室《关于推荐在中西医结合救治新型冠状病毒感染的肺炎中使用"清肺排毒汤"的通知》（国中医药办医政函〔2020〕22 号）。

2.2 轻型

（1）寒湿郁肺证

临床表现：发热，乏力，周身酸痛，咳嗽，咯痰，胸紧憋气，纳呆，恶心，呕吐，大便粘腻不爽。舌质淡胖齿痕或淡红，苔白厚腐腻或白腻，脉濡或滑。

推荐处方：寒湿疫方

基础方剂：生麻黄 6g、生石膏 15g、杏仁 9g、羌活 15g、葶苈子 15g、贯众 9g、地龙 15g、徐长卿 15g、藿香 15g、佩兰 9g、苍术 15g、云苓 45g、生白术 30g、焦三仙各 9g、厚朴 15g、焦槟榔 9g、煨草果 9g、生姜 15g。

服法：每日 1 剂，水煎 600ml，分 3 次服用，早中晚各 1 次，饭前服用。

（2）湿热蕴肺证

临床表现：低热或不发热，微恶寒，乏力，头身困重，肌肉酸痛，干咳痰少，咽痛，口干不欲多饮，或伴有胸闷脘痞，无汗或汗出不畅，或见呕恶纳呆，便溏或大便粘滞不爽。舌淡红，苔白厚腻或薄黄，脉滑数或濡。

推荐处方：槟榔 10g、草果 10g、厚朴 10g、知母 10g、黄芩10g、柴胡 10g、赤芍 10g、连翘 15g、青蒿 10g（后下）、苍术10g、大青叶 10g、生甘草 5g。

服法：每日 1 剂，水煎 400ml，分 2 次服用，早晚各 1 次。

2.3 普通型

（1）湿毒郁肺证

临床表现：发热，咳嗽痰少，或有黄痰，憋闷气促，腹胀，便秘不畅。舌质暗红，舌体胖，苔黄腻或黄燥，脉滑数或弦滑。

推荐处方：宣肺败毒方

基础方剂：生麻黄 6g、苦杏仁 15g、生石膏 30g、生薏苡仁30g、茅苍术 10g、广藿香 15g、青蒿草 12g、虎杖 20g、马鞭草30g、干芦根 30g、葶苈子 15g、化橘红 15g、生甘草 10g。

服法：每日 1 剂，水煎 400ml，分 2 次服用，早晚各 1 次。

（2）寒湿阻肺证

临床表现：低热，身热不扬，或未热，干咳，少痰，倦怠乏力，胸闷，脘痞，或呕恶，便溏。舌质淡或淡红，苔白或白腻，脉濡。

推荐处方：苍术 15g、陈皮 10g、厚朴 10g、藿香 10g、草果6g、生麻黄 6g、羌活 10g、生姜 10g、槟榔 10g。

服法：每日 1 剂，水煎 400ml，分 2 次服用，早晚各 1 次。

2.4 重型

（1）疫毒闭肺证

临床表现：发热面红，咳嗽，痰黄粘少，或痰中带血，喘憋气促，疲乏倦怠，口干苦粘，恶心不食，大便不畅，小便短赤。舌红，苔黄腻，脉滑数。

推荐处方：化湿败毒方

基础方剂：生麻黄 6g、杏仁 9g、生石膏 15g、甘草 3g、藿香 10g（后下）、厚朴 10g、苍术 15g、草果 10g、法半夏 9g、茯苓 15g、生大黄 5g（后下）、生黄芪 10g、葶苈子 10g、赤芍 10g。

服法：每日 1～2 剂，水煎服，每次 100 ml～200ml，一日 2～4 次，口服或鼻饲。

（2）气营两燔证

临床表现：大热烦渴，喘憋气促，谵语神昏，视物错瞀，或发斑疹，或吐血、衄血，或四肢抽搐。舌绛少苔或无苔，脉沉细数，或浮大而数。

推荐处方：生石膏 30～60g（先煎）、知母 30g、生地 30～60g、水牛角 30g（先煎）、赤芍 30g、玄参 30g、连翘 15g、丹皮 15g、黄连 6g、竹叶 12g、葶苈子 15g、生甘草 6g。

服法：每日 1 剂，水煎服，先煎石膏、水牛角后下诸药，每次 100 ml～200ml，每日 2～4 次，口服或鼻饲。

推荐中成药：喜炎平注射液、血必净注射液、热毒宁注射液、痰热清注射液、醒脑静注射液。功效相近的药物根据个体情况可选择一种，也可根据临床症状联合使用两种。中药注射剂可与中药汤剂联合使用。

2.5　危重型

内闭外脱证

临床表现：呼吸困难、动辄气喘或需要机械通气，伴神昏，烦躁，汗出肢冷，舌质紫暗，苔厚腻或燥，脉浮大无根。

推荐处方：人参 15g、黑顺片 10g（先煎）、山萸肉 15g，送服苏合香丸或安宫牛黄丸。

出现机械通气伴腹胀便秘或大便不畅者，可用生大黄 5～10g。出现人机不同步情况，在镇静和肌松剂使用的情况下，可用生大黄 5～10g 和芒硝 5～10g。

推荐中成药：血必净注射液、热毒宁注射液、痰热清注射液、醒脑静注射液、参附注射液、生脉注射液、参麦注射液。功效相近的药物根据个体情况可选择一种，也可根据临床症状联合使用两种。中药注射剂可与中药汤剂联合使用。

注：重型和危重型中药注射剂推荐用法

中药注射剂的使用遵照药品说明书从小剂量开始、逐步辨证调整的原则，推荐用法如下：

病毒感染或合并轻度细菌感染：0.9%氯化钠注射液 250ml 加喜炎平注射液 100mg bid，或 0.9%氯化钠注射液 250ml 加热毒宁注射液 20ml，或 0.9%氯化钠注射液 250ml 加痰热清注射液 40ml bid。

高热伴意识障碍：0.9%氯化钠注射液 250ml 加醒脑静注射液 20ml bid。

全身炎症反应综合征或/和多脏器功能衰竭：0.9%氯化钠注射液 250ml 加血必净注射液 100ml bid。

免疫抑制：葡萄糖注射液 250ml 加参麦注射液 100ml 或生脉注射液 20～60ml bid。

2.6　恢复期

（1）肺脾气虚证

临床表现：气短，倦怠乏力，纳差呕恶，痞满，大便无力，便溏不爽。舌淡胖，苔白腻。

推荐处方：法半夏 9g、陈皮 10g、党参 15g、炙黄芪 30g、炒白术 10g、茯苓 15g、藿香 10g、砂仁 6g（后下）、甘草 6g。

服法：每日 1 剂，水煎 400ml，分 2 次服用，早晚各 1 次。

（2）气阴两虚证

临床表现：乏力，气短，口干，口渴，心悸，汗多，纳差，低热或不热，干咳少痰。舌干少津，脉细或虚无力。

推荐处方：南北沙参各 10g、麦冬 15g、西洋参 6g，五味子 6g、生石膏 15g、淡竹叶 10g、桑叶 10g、芦根 15g、丹参 15g、生甘草 6g。

服法：每日 1 剂，水煎 400ml，分 2 次服用，早晚各 1 次。

（八）早期康复

重视患者早期康复介入，针对新型冠状病毒肺炎患者呼吸功能、躯体功能以及心理障碍，积极开展康复训练和干预，尽最大可能恢复体能、体质和免疫能力。

十二、护理

根据患者病情，明确护理重点并做好基础护理。重症患者密切观察患者生命体征和意识状态，重点监测血氧饱和度。危重症患者 24 小时持续心电监测，每小时测量患者的心率、呼吸频率、血压、SpO_2，每 4 小时测量并记录体温。合理、正确使用静脉通路，并保持各类管路通畅，妥善固定。卧床患者定时变更体位，预防压力性损伤。按护理规范做好无创机械通气、有创机械通气、人工气道、俯卧位通气、镇静镇痛、体外膜肺氧合诊疗的护理。特别注意患者口腔护理和液体出入量管理，有创机械通气患者防止误吸。清醒患者及时评估心理状况，做好心理护理。

十三、出院标准及出院后注意事项

（一）出院标准。

1.体温恢复正常 3 天以上；

2.呼吸道症状明显好转；

3.肺部影像学显示急性渗出性病变明显改善；

4.连续两次呼吸道标本核酸检测阴性（采样时间至少间隔 24 小时）。

满足以上条件者可出院。

对于满足上述第1、2、3条标准的患者，核酸仍持续阳性超过4周者，建议通过抗体检测、病毒培养分离等方法对患者传染性进行综合评估后，判断是否出院。

（二）出院后注意事项。

1.定点医院要做好与患者居住地基层医疗机构间的联系，共享病历资料，及时将出院患者信息推送至患者辖区或居住地基层医疗卫生机构。

2.建议出院后继续进行14天隔离管理和健康状况监测，佩戴口罩，有条件的居住在通风良好的单人房间，减少与家人的近距离密切接触，分餐饮食，做好手卫生，避免外出活动。

3.建议在出院后第2周、第4周到医院随访、复诊。

十四、转运原则

按照国家卫生健康委印发的《新型冠状病毒感染的肺炎病例转运工作方案（试行）》执行。

十五、医疗机构内感染预防与控制

严格按照国家卫生健康委印发的《医疗机构内新型冠状病毒感染预防与控制技术指南（第二版）》的要求执行。

十六、预防

（一）新型冠状病毒疫苗接种。

接种新型冠状病毒疫苗是预防新型冠状病毒感染、降低发病率和重症率的有效手段。符合接种条件者均可接种。

（二）一般预防措施。

保持良好的个人及环境卫生，均衡营养、适量运动、充足休息，避免过度疲劳。提高健康素养，养成"一米线"、勤洗手、戴口罩、公筷制等卫生习惯和生活方式，打喷嚏或咳嗽时应掩住口鼻。保持室内通风良好，科学做好个人防护，出现呼吸道症状时应及时到发热门诊就医。近期去过高风险地区或与确诊、疑似病例有接触史的，应主动进行新型冠状病毒核酸检测。

附录六　重型、危重型病例诊疗方案（试行第二版）

新型冠状病毒肺炎重型、危重型病例诊疗方案（试行第二版）

一、适用人群

符合国家卫生健康委员会《新型冠状病毒感染的肺炎诊疗方案（试行第五版修正版）》中诊断为重型和危重型的患者。

（一）重型

符合如下任何一条：

1.呼吸窘迫，呼吸频率（RR）≥30次/分；

2.静息状态、无吸氧时指脉氧饱和度≤93%；

3.动脉血氧分压（PaO_2）/吸氧浓度（FiO_2）≤300mmHg；

4.符合以上任何一条，按照重型管理；或者，虽然尚未达到上述重型诊断标准，亦按重型管理病例：肺部影像学显示24~48小时内病灶明显进展＞50%者；年龄＞60岁、合并严重慢性疾病包括高血压、糖尿病、冠心病、恶性肿瘤、结构性肺病，肺心病以及免疫抑制人群等。

（二）危重型

符合如下任何一条：

1.出现呼吸衰竭，且需要机械通气；

2.出现休克；

3.合并其他器官功能衰竭需收入 ICU 治疗。

二、重型患者的诊疗

（一）临床预警指标

重型病例，需要进行生命体征、SpO_2、意识状态及临床常规器官功能评估。根据病情需要监测内容：血常规、尿常规、生化指标（肝肾功能、乳酸、血糖、电解质、乳酸脱氢酶等）、心肌损伤标志物、C 反应蛋白、降钙素原、凝血功能、动脉血气分析、心电图及胸部影像学检查。

此外，以下指标变化应警惕病情恶化：

1.外周血淋巴细胞计数进行性降低；淋巴细胞中 B 淋巴细胞明显降低，CD4 及 CD8 T 细胞不断下降；

2.外周血炎症因子如 IL-6、反应蛋白进行性上升；

3.组织氧合指标乳酸进行性升高；

4.高分辨 CT 显示病变范围快速扩大。

（二）治疗

1.治疗原则

卧床休息，支持治疗，保证充分热量；维持水、电解质与酸碱平衡；及时进行氧疗及机械通气等生命支持措施，预防和治疗并发症；治疗基础疾病；预防继发感染。总之，使患者在最可能有效的生命保障状态下，渡过重症期病程。

2.氧疗与呼吸支持

（1）低氧血症患者，PaO_2/FiO_2在200～300mmHg。

1）应接受鼻导管或面罩吸氧，并及时评估呼吸窘迫和（或）低氧血症是否缓解。建议鼻导管氧流量一般不超过5L/分；面罩氧疗氧流量一般5～10L/分。

2）经鼻高流量氧疗（HFNC）：当患者接受鼻导管或面罩吸氧后2小时，呼吸窘迫和（或）低氧血症无改善，应使用经鼻高流量氧疗。

经以上高流量氧疗支持2小时，如氧合指标无改善或进一步恶化，应改为无创机械通气（NIV）或有创机械通气。

（2）低氧血症患者，PaO_2/FiO_2在150～200 mmHg。

首选NIV治疗。此类患者使用无创机械通气治疗的失败率很高，应进行密切监测。若短时间（1～2 h）病情无改善甚至恶化，应及时进行气管插管和有创机械通气。

（3）低氧血症患者，PaO_2/FiO_2小于150 mmHg。

1）有创机械通气。

实施肺保护性机械通气策略，即小潮气量(4～6ml/kg理想体重)和低吸气压力（平台压<30cmH₂O）进行机械通气，以减少呼吸机相关肺损伤；应评估肺可复张性，依据最佳氧合法或FiO_2-PEEP对应表（ARDSnet的低PEEP设定方法）设定PEEP。

2）肺复张。

有创机械通气FiO_2高于0.5才可达到氧合目标（或符合中重度

ARDS 标准）时，可采取肺复张治疗。肺复张前，需做可复张性评价，评价手段包括超声、P-V 曲线、电阻抗成像（EIT）等。

3）俯卧位。

PaO_2/FiO_2 持续低于 150mmHg，应考虑实施每日 12 小时以上俯卧位通气。

4）有创机械通气撤离。

患者经治疗后若氧合指标改善（PaO_2/FiO_2 持续大于 200mmHg），且神志清醒、循环稳定，可考虑启动评估撤机程序。

（4）体外膜肺氧合（ECMO）。

1）ECMO 启动时机。当保护性通气和俯卧位通气效果不佳，且符合以下条件，应尽早考虑评估实施 ECMO：

在最优的通气条件下（$FiO_2 \geq 0.8$，潮气量为 6 ml/kg 理想体重，$PEEP \geq 10$ cmH$_2$O，且无禁忌证），并符合以下之一：

a）$PaO_2/FiO_2 < 50$ mmHg 超过 3h；

b）$PaO_2/FiO_2 < 80$ mmHg 超过 6h；

c）FiO_2 1.0，$PaO_2/FiO_2 < 100$ mmHg；

d）动脉血 pH < 7.25 且 $PaCO_2 > 60$ mmHg 超过 6h，且呼吸频率 > 35 次/分；

e）呼吸频率 > 35 次/分时，动脉血 pH < 7.2 且平台压 > 30 cmH$_2$O；

f）合并心原性休克或者心脏骤停。

2）ECMO 禁忌证。

合并无法恢复的原发疾病；存在抗凝禁忌；在较高机械通气设

置条件下（$FiO_2>0.9$，平台压$>30\,cmH_2O$），机械通气超过 7 天；年龄大于 70 岁；免疫抑制；存在周围大血管解剖畸形或者血管病变等。

3）ECMO 治疗模式的选择。

推荐选择 VV-ECMO 模式。当出现循环衰竭时应判断其原因，是否存在心原性休克，以决定是否需要 VA-ECMO 的模式。

3.循环监测与支持

1）遵循组织灌注导向的血流动力学治疗原则，严密监测患者循环状态，出现血流动力学不稳定状态（休克、收缩血压$<90mmHg$ 或比基础血压降低 $40mmHg$，或需要使用血管收缩药物，严重心律失常等）时，应仔细鉴别原因，正确处理不同类型休克，改善组织灌注，并积极处理严重心律失常。

2）应选择简便、易维护管理的血流动力学监测技术。不推荐床旁实施技术复杂的有创血流动力学监测。条件许可时，超声多普勒监测是无创、便捷的监测手段，应予以积极采用。

3）血流动力学不稳定状态出现时，在容量管理上，应当努力保持满足组织灌注的最低血容量，以避免容量过负荷、加重肺损伤。即给予恰当容量复苏，必要时，使用常见的血管活性药物如去甲肾上腺素。

由于肺部病变严重、呼吸支持条件较高，患者容易发生急性肺心病（ACP），应密切监测右心功能，使用改善氧合肺保护通气策略，以降低肺循环阻力。

当患者合并心肌酶（特别是肌钙蛋白）或/和 BMP 显著升高，需要密切监测心脏功能，警惕出现心源性休克。

4.营养支持治疗

1）重型新冠肺炎患者，应根据 NRS2002 评分进行营养风险筛查。

2）尽早启动肠内营养。不建议早期单独使用 PN 或补充性 PN 联合 EN。

3）对于血流动力学不稳定的患者，应在液体复苏完成、血流动力学基本稳定后，尽早启动营养支持。对于不威胁生命的、可控的低氧血症或代偿性/允许性高碳酸血症的情况下，即使在俯卧位通气或 ECMO 期间，都不推荐延迟启动营养支持治疗。

4）建议对重型患者留置鼻胃管经胃营养。对不适合经胃营养的患者，采用幽门后喂养途径，如鼻肠管等。

5）对于重型患者，目标喂养量 25～30kcal/kg/d，以低剂量起始喂养。如喂养不耐受，可考虑滋养型喂养（输注速度 10～20kcal/h 或 10～30ml/h）。

6）强化蛋白质供给，目标蛋白需要量 1.5～2.0g/kg/d。当蛋白量摄入不足时，建议在标准整蛋白制剂基础上额外添加蛋白粉。

7）重型新冠肺炎患者可以使用富含 Ω-3 脂肪酸的肠内营养制剂。肠外营养中可以添加富含 EPA、DHA 成分的脂肪乳。

8）对实施 EN 的患者采取相应措施，防止发生呕吐反流。

9）发生喂养相关性腹泻者，建议改变营养液输注方式或配方成分。

5.抗病毒治疗

发病 10 天内，可试用洛匹那韦/利托那韦，疗程不超过 2 周。服药期间应密切监测药物不良反应，以及与其他药物间的相互作用。

6.人免疫球蛋白（IVIG）

目前，没有充分的循证医学证据支持 IVIG 对冠状病毒有临床疗效，危重患者可以酌情应用。

7.恢复期血浆

将含有新型冠状病毒抗体的人恢复期血浆用于早期新冠肺炎患者，可以作为特异性治疗的一种选择。如应用恢复期血浆，应检测血浆中保护性抗体滴度水平。

8.糖皮质激素

目前没有循证医学证据，支持应用糖皮质激素改善新冠肺炎重型预后，不推荐常规使用糖皮质激素。对于氧合指标进行性恶化、影像学进展迅速、机体炎症反应过度激活状态的患者，可以考虑使用甲强龙 40mg q12h 共 5 天方案予以短期治疗，使用前应分析患者有无激素使用禁忌证。

9.抗细菌治疗

如果无明确细菌感染证据，不建议常规使用抗菌药物。需要注意的是，重型患者往往病程已经超过 5~7 天，多存在细胞免疫抑制的表现，特别是入住 ICU 需要有创机械通气的患者，需要注意继发细菌或真菌感染。

若条件许可，应积极行呼吸道病原体监测，进行针对性的抗感染治疗。如 90 天内有抗菌药物应用史、住院时间超过 72 小时、或既往存在结构性肺病，抗菌药物选择应考虑覆盖耐药菌。

10.其他用药

对淋巴细胞计数低、细胞免疫功能低下的重型患者，建议考虑使用胸腺肽α1；可使用肠道微生态调节剂，维持肠道微生态平衡；中成药使用方面，尽管现在处于临床试验阶段，可考虑使用血必净。

11.静脉血栓栓塞症（VTE）

重型患者由于卧床时间较长，且常合并凝血功能异常，需关注VTE风险，酌情抗凝治疗。

12.镇痛镇静

应给予重型机械通气的患者适当的镇痛镇静治疗，根据患者病情及治疗措施设定镇痛、镇静目标；必须重视对重型新冠肺炎患者的人文关怀。

13.AKI与多器官功能

重型患者，可能合并多器官功能损害，包括颅脑、肾脏、肝脏、消化道、凝血功能损害等，治疗中应当注意评估器官功能，加强器官功能支持。

患者出现AKI的比例并不高，谨慎评估进行肾脏替代治疗的时机。一般情况下，在KDIGO标准的二阶段，亦即肌酐增值基线值的2~2.9倍，尿量持续12小时以上少于0.5ml/kg/h,应采用肾脏替代治疗。

14.中医治疗

（1）参照《新型冠状病毒感染的肺炎诊疗方案（试行第五版修正版）》适用于重症和危重症的处方。

（2）《关于推荐在中西医结合救治新型冠状病毒感染的肺炎中使用"清肺排毒汤"的通知》中推荐的处方。

（3）静脉用药

重症：

血必净注射液 100ml 加生理盐水 250ml，每天 1 次，同时加用生脉注射液 100ml 加生理盐水 250ml，每天 1 次。

体温高于 38.5℃者：喜炎平注射液 100mg 加生理盐水 250ml，每天 1 次。（注：用药后大便次数增加是用药的反应，有泻热分消的功效。）

危重症：

血必净注射液 100ml 加生理盐水 250ml，每天 1 次，同时加生脉注射液 100ml 加生理盐水 250ml，每天 1 次。同时减少等量的液体，保证患者液体支持治疗，不增加容量，减轻肺水肿和心脏的负担。

高热不退者：安宫牛黄丸 1 丸，每天 1 次。

休克者：加用参附注射液 100ml 加生理盐水 250ml，每天 1 次。

三、转出重症病房标准

当重型新冠肺炎患者情况稳定，氧合改善，不需要进行生命支持时，应尽早转出重症病房。转出标准（需全部符合）：

1）意识清楚。遵嘱，镇痛镇静剂和/或肌松剂已停用；

2）已经撤离机械通气。呼吸空气或低流量吸氧（鼻导管或普通面罩）时，呼吸频率<30 次/分，且 SpO_2>93%；

3）循环稳定。不需要升压药及液体复苏；

4）无其他急性进展性脏器功能障碍。不需要支持治疗措施，如血液净化等。

附录七　新型冠状病毒肺炎防控方案

（第八版）

为指导各地做好新型冠状病毒肺炎（以下简称新冠肺炎，COVID-19）疫情的常态化防控工作，全面落实"外防输入、内防反弹"的防控策略，根据新冠肺炎乙类传染病甲类管理的要求，在前七版防控方案基础上，制定本方案。

一、总体要求

坚持"预防为主、防治结合、依法科学、分级分类"的原则，坚持常态化精准防控和局部应急处置有机结合，按照"及时发现、快速处置、精准管控、有效救治"的工作要求，坚决防范境外疫情输入和境内疫情反弹，全力做好常态化疫情防控工作。落实"早预防、早发现、早报告、早隔离、早治疗"措施，坚持"人物同防"，加强重点时段、重点地区、重点人群疫情防控，及时发现散发病例和聚集性疫情，做到早、小、严、实，科学精准，有力、有序、有效处置疫情，发现一起扑灭一起，不断巩固疫情防控成果，切实维护人民群众生命安全和身体健康。

二、病原学和流行病学特征

新型冠状病毒（2019-nCoV，以下简称新冠病毒）属于β属冠状病毒，对紫外线和热敏感，乙醚、75%乙醇、含氯消毒剂、过氧乙酸和氯仿等脂溶剂均可有效灭活病毒。人群普遍易感。基于目前的流行病学调查和研究结果，新冠肺炎潜伏期为1～14天，多为3～7天；发病前1～2天和发病初期的传染性相对较强；传染源主要是新冠肺炎确诊病例和无症状感染者；主要传播途径为经呼吸道飞沫和密切接触传播，接触病毒污染的物品也可造成感染，在相对封闭的环境中暴露于高浓度气溶胶情况下存在经气溶胶传播可能；由于在粪便、尿液中可分离到新冠病毒，应当注意其对环境污染可能造成接触传播或气溶胶传播。新冠病毒在流行过程中基因组不断发生变异，目前研究提示部分变异病毒传播力增高，但其潜在致病力和对疫苗效果的影响有待进一步研究。

三、公共措施

（一）宣传教育。充分发挥互联网、微博、微信、客户端等新媒体和广播、电视、报纸、宣传品等传统媒体作用，全方位开展新冠肺炎防控知识宣传教育，强调每个人是自己健康的第一责任人，倡导群众坚持勤洗手、戴口罩、常通风、公筷制、"一米线"、咳嗽礼仪等良好卫生习惯和健康生活方式，提高居民自我防护意识和健康素养。倡导居民减少人员流动和聚集，提倡节庆文明新风，不大办婚丧嫁娶等。加强疫情防控工作人员新冠肺炎防控知识和策略措施培训，消除恐慌心理，科学精准落实各项防控措施，引导公众养成自觉的防疫行为。宣传教育内容可参考附件1《公民防疫基本行为准则》。

（二）疫苗接种。

1.做好职业暴露风险较高的人群、有在境外感染风险的人群、维持社会正常生产生活运行的人员以及维持社会基本运行的关键岗位职业等重点人群中18周岁及以上人群接种工作，为其提供健康保护。

2.做好边境口岸等重点地区、服务业、劳动密集型行业、高等院校在校学生和各类学校教职工等疾病传播风险较高的18周岁及以上人群接种工作，为其他有接种意愿的18周岁及以上人群接种，降低人群感染和发病风险。

3.根据疫苗研发进展和临床试验结果，进一步完善疫苗接种策略。

（三）爱国卫生运动。坚持预防为主，深入开展爱国卫生运动，突出农村、城乡结合部、公共聚集场所等重点地区和薄弱环节，创新方式方法，持续推进城乡环境整治，不断完善公共卫生设施。倡导文明健康绿色环保的生活方式，开展健康知识普及，树立良好饮食风尚，推广文明健康生活习惯。推动爱国卫生运动进社区、进村镇、进家庭、进学校、进企业、进机关，推动将健康融入所有政策，发动群众广泛参与爱国卫生运动。

四、疫情监测

（一）疫情发现报告。

1.病例发现报告。各级各类医疗机构要加强发热、干咳、乏力、咽痛、嗅（味）觉减退、腹泻等症状监测，一旦发现发热等可疑患者及时开展实验室检测，对病例应在 2 小时内通过中国疾病预防控制信息系统进行网络直报。社区卫生服务站、村卫生室和个体诊所发现发热等可疑患者后要在 2 小时内报告社区卫生服务中心或乡镇卫生院，落实"村报告、乡采样、县检测"核酸检测策略，尽早发现疫情。加强对密切接触者和密切接触者的密切接触者（以下简称密接的密接）、入境人员、高风险职业人群、纳入社区管理的重点人群的健康监测，一旦出现以上症状应及时送医开展核酸检测。

2.无症状感染者发现报告。无症状感染者是指新冠病毒病原学检测呈阳性但无相关临床表现者。主要通过密切接触者和密接的密接、入境人员、高风险职业人群等重点人群核酸检测、传染源追踪、流行病学调查、人群筛查等途径发现。对发现的无症状感染者应在 2 小时内通过中国疾病预防控制信息系统进行网络直报，并在 2 小时内转运至定点医疗机构进行集中隔离医学观察。如后续出现相关症状或体征需在 24 小时内订正为确诊病例。

3.聚集性疫情发现报告。聚集性疫情是指 14 天内在学校、居民小区、工厂、自然村、医疗机构等范围内发现 5 例及以上病例和无症状感染者。主要通过常规诊疗活动、传染病网络直报数据审核分析、病例或无症状感染者流行病学调查、重点场所和重点机构人员以及重点人群的健康监测等途径发现。聚集性疫情应在 2 小时内在突发公共卫生事件报告管理信息系统网络报告。

（二）多渠道监测预警。

按照点与面结合、传染病监测系统与其他部门监测系统结合的原则，开展人、物、环境等多渠道监测。

1.医疗机构就诊人员监测。各级各类医疗机构，特别是基层医疗卫生机构医务人员应当提高对新冠肺炎病例的发现和报告意识，对所有发热患者和其他无发热的可疑患者，不明原因肺炎和住院患者中严重急性呼吸道感染病例，所有新入院患者及其陪护人员开展新冠病毒核酸检测。

2.风险职业人群监测。对进口冷链食品监管和从业人员，集中隔离场所管理和服务人员，口岸进口货物直接接触人员，新冠肺炎病例定点医疗机构的医务人员，普通医疗机构发热门诊和急诊等科室医务人员，国际交通运输工具从业人员，船舶引航员等登临外籍船舶作业人员，移民、海关以及市场监管系统一线工作人员开展健康监测和每周全员核酸检测。发现发热、干咳、乏力、咽痛、嗅（味）觉减退、腹泻等症状者及时到具有发热门诊（诊室）的医疗机构就诊并进行核酸检测。

对农贸（集贸）市场、普通医疗机构其他科室、快递外卖、交通运输等特定服务场所和行业人员每周开展抽样核酸检测。

3.重点人群健康监测。对纳入社区管理的来自中高风险地区人员、解除医学观察人员、出院新冠肺炎患者、入境人员等做好健康监测，发现发热、干咳、乏力、咽痛、嗅（味）觉减退、腹泻等症状者及时到具有发热门诊（诊室）的医疗机构就诊并进行核酸检测。

4.物品和环境监测。对进口冷链食品及其加工、运输、存储、销售等场所环境开展抽样核酸检测；对陆路、海路和航空口岸中来自高风险国家和低温运输环境的进口货物及其货舱、货柜、车厢、集装箱和货物存放场所开展抽样核酸检测，冬季低温条件下可增加检测频次和抽样数量。

对设有发热门诊的医疗机构的环境和城市具有冷链食品批发销售的大型农批市场的环境定期开展核酸检测。对大型海运进口冷冻物品加工处理场所定期开展污水监测。

5.重点机构监测。本县（区）出现1例及以上本土确诊病例或无症状感染者后，对辖区内的养老福利机构、精神专科医院、监管场所、人员密集型场所（如生产车间、商场超市、培训机构）、托幼机构和学校等重点机构人员，做好人员的每日健康监测，发现发热、干咳、乏力、咽痛、嗅（味）觉减退、腹泻等症状者及时到具有发热门诊（诊室）的医疗机构就诊并进行核酸检测。

6.集中隔离场所监测。集中隔离场所启用期间，定期开展环境核酸检测。

7.病原监测。对本土疫情中的首发或早期病例、与早期病例有流行病学关联的关键病例、感染来源不明的本土病例、境外输入病例、入境物品及相关环境阳性标本开展病毒基因序列测定和比对分析，动态了解病毒基因变异情况，及时发现感染来源。

8.分析预警。加强部门间信息共享，开展疫情监测综合分析和风险研判，提出风险评估结果和预警响应建议，及时向社会发布疫情信息和健康风险提示。

多渠道监测预警要求详见附件2《新冠肺炎监测方案》。

五、疫情处置

疫情发生后，应立即启动应急指挥体系，以街道（乡镇）为单位划分风险等级并动态调整，做好分区分级精准管控。低风险区域要落实常态化防控措施，加强疫情监测，做好疫情处置相关准备。中高风险区域要果断采取一系列应急处置措施，依法依规采取限制聚集性活动和实施交通管控等措施，做到发现一起、扑灭一起。

（一）传染源控制。

1.确诊病例。发现后应在 2 小时内转运至定点医疗机构进行治疗和隔离医学观察。病例治愈出院后，应当继续隔离医学观察 14 天。核酸复检呈阳性，并出现发热、咳嗽等临床表现，CT 影像学显示肺部病变加重，应当尽快转至定点医疗机构，按照确诊病例的要求进行隔离收治。核酸检测呈阳性但无临床表现和 CT 影像学进展者，按照无症状感染者进行集中隔离管理。

2.疑似病例。在定点医疗机构单人单间隔离治疗，连续 2 次新冠病毒核酸检测阴性（采样时间至少间隔 24 小时），且发病 7 天后新冠病毒特异性抗体 IgM 和 IgG 仍为阴性，可排除疑似病例诊断。有疫苗接种史者，血清学 IgM 和 IgG 不作为排除指标。

3.无症状感染者。应当在定点医疗机构进行集中隔离医学观察 14 天，原则上连续 2 次标本核酸检测呈阴性者（采样时间至少间隔 24 小时）可解除集中隔离医学观察，核酸检测仍为阳性且无相关临床表现者需继续集中隔离医学观察，在观察期间连续 2 次核酸检测阴性可解除集中隔离医学观察。集中隔离医学观察期间，应当开展血常规、CT影像学检查和抗体检测；符合诊断标准后，及时订正为确诊病例。解除集中隔离医学观察的无症状感染者，应当继续进行14天的居家医学观察并于第2周和第4周到定点医疗机构随访复诊。

（二）流调与溯源。根据流行病学调查结果，组织开展传播风险评估，精准划定管控区域范围至最小单元（如楼栋、病区、居民小区、自然村组等）并实施封闭管控。按照属地化管理原则，由报告病例和无症状感染者的医疗卫生机构所在县（区）级联防联控机制组织开展流行病学调查。要加强与核酸检测机构和定点医院的工作衔接，发挥信息技术优势，规范高效开展个案调查、密切接触者追踪和聚集性疫情调查，提高流调质量和效率。尽可能在24小时内完成病例和无症状感染者的个案调查，及时开展聚集性疫情调查，并按照规定报告信息。具体内容详见附件3《新冠肺炎疫情流行病学调查指南》。通过流行病学调查、病毒全基因测序比对、核酸筛查、血清抗体动态检测和大数据等技术手段，从人、物品和环境等方面逐一分析论证，综合研判病毒来源和传播途径，指导疫情防控工作。

（三）密切接触者判定与管理。根据流行病学调查结果，由公共卫生专业技术人员科学判定密切接触者和密接的密接，并将其于12小时内转运至集中隔离场所进行隔离医学观察。

对密切接触者采取 14 天的集中隔离医学观察，在集中隔离医学观察的第 1、4、7 和 14 天分别进行一次核酸检测。解除隔离后开展 7 天居家健康监测，期间做好体温、症状等监测，减少流动，外出时做好个人防护，不参加聚集性活动，并在第 2 天和第 7 天各开展一次核酸检测。

密接的密接集中隔离医学观察期限根据密切接触者的核酸检测结果确定，如密切接触者在隔离医学观察期间前两次核酸检测均为阴性，且其密接的密接第 1、4、7 天核酸检测阴性，可于第 7 天解除隔离医学观察；如密切接触者前两次核酸检测有阳性结果，其密接的密接按照密切接触者管理至期满 14 天。

隔离医学观察期间每日应做好体温和症状监测。具体内容详见附件 4《密切接触者判定与管理指南》。

（四）重点人群核酸检测。根据疫情形势和流行病学调查结果，开展风险评估，确定核酸检测人群的范围和先后次序，制定可操作性检测方案，迅速组织调度核酸检测力量（包括第三方检测机构），做好采样检测的组织和质量控制。按照涉疫地人员，14 天内到过涉疫地人员，高风险地区人员，中低风险地区的重点人群等圈层逐步扩大核酸检测范围。分类采取 1：1 单样检测和 5：1、10：1 混样检测。核酸检测机构应在 12 小时内向送样单位反馈检测结果。

（五）转运。发现的病例和无症状感染者，密切接触者、密接的密接应安排专用车辆在规定时限内转运至定点医疗机构或集中隔离场所，转运过程中应严格落实个人防护及车辆消毒措施。出院或解除隔离后，要尽快返回家中，过程中做好个人防护，规范佩戴口罩。具体内容详见附件5《新冠肺炎疫情相关人员转运工作指南》。

（六）隔离管理。合理选择集中隔离场所，按照"三区两通道"（生活区、医学观察区和物资保障供应区，工作人员通道和隔离人员通道）标准设置并规范管理，严格做到单人单间。要配备配齐工作人员，落实对外封闭管理、内部规范管理、清洁消毒和垃圾处理、环境监测等措施，并做好服务保障和心理支持。隔离场所工作人员严格做好个人防护、健康监测和定期核酸检测。居家医学观察应在社区医务人员指导下进行，单独居住或单间居住，尽量使用单独卫生间，做好个人防护，尽量减少与其他家庭成员接触，医学观察期间不得外出。具体内容详见附件6《新冠肺炎疫情隔离医学观察指南》。

（七）社区（村）管控。健全社区（村）疫情防控工作体系，建立街道（乡镇）干部、网格员、基层医务工作者、民警、志愿者"五包一"社区防控责任制，压实"四方责任"。落实健康宣教、环境整治、人员排查、居家管理、关爱服务等网格化管理措施，重点加强对居家医学观察人员的管理和健康监测。发生疫情后，落实社区管控措施，配合专业部门做好人员转运、流行病学调查、环境采样检测以及终末消毒等工作，做好居家观察人员的管理服务、生活保障和心理疏导等工作。

农村地区和城乡结合部要健全县乡村三级包保机制，加强节假日返乡人员的登记摸排和健康监测，落实各项管控措施。

社区（村）管控具体要求详见附件7《社区（村）新冠肺炎疫情防控工作指南》。

（八）消毒。各级联防联控机制负责组织相关部门和专业机构开展消毒工作。疫情期间，应加强环境和物体表面的预防性消毒，同时做好垃圾、粪便和污水的收集和无害化处理。病例或无症状感染者住院、转运期间，应对其可能污染的环境和物品进行随时消毒。病例和无症状感染者转移后，应立即在当地疾控机构指导下，对其居住或活动过的场所进行终末消毒。

农村地区消毒前，应针对农村实际情况，制定消毒方案，并做好消毒宣教工作。在低温下消毒时，应选择合法有效的低温消毒剂，与合适的消毒设备配套使用。

具体内容详见附件8《新冠肺炎疫情消毒技术指南》。

（九）心理健康服务。各地要制定受疫情影响人群心理干预方案，梳理当地线上线下各类心理服务资源，建立健全疫情防控心理干预队伍。建立完善由市级设立心理专班、县级综合医院设立心理专员、社区卫生服务中心（乡镇卫生院）设立心理专干的心理干预"三专"服务网络，建立健全心理热线服务，加强对各类人群的心理健康知识科普宣教。出现聚集性疫情时，加大心理健康科普宣教力度，组织精神卫生和心理健康专业人员对确诊患者及家属、隔离人员、疫情防控一线工作人员等开展针对性心理干预。具体内容详见附件9《新冠肺炎疫情心理健康服务技术指南》。

（十）疫情信息发布。发生疫情后，当地联防联控机制应及时发布权威信息，疫情信息应以网络直报数据为准，并不得晚于次日召开新闻发布会，并建立每日例行新闻发布会机制。组织相关领域专家，通过接受媒体采访等形式解疑释惑、普及防护知识，及时回应热点问题。

六、实验室检测

医疗卫生机构要及时采集实验室检测标本。承担标本检测工作的医疗机构、疾控机构、其他部门专业机构或第三方检测机构应当在12小时内反馈实验室检测结果。标本采集、运送、存储和检测应严格按照规定执行。无症状感染者、入境人员、密切接触者在隔离观察期间应采集鼻咽拭子进行核酸检测，出院或解除隔离时应同时采集2份鼻咽拭子样本，分别使用不同核酸检测试剂检测，2次检测原则上由不同检测机构开展。

各省份疫情防控指挥部协调省级疾控机构、入境海关、定点医院等，对所有输入病例、入境物品及相关环境阳性样本，及本土疫情中的首发或早期病例、与早期病例有流行病学关联的关键病例、感染来源不明的本土病例采集标本、疫苗接种后核酸检测阳性者标本，由省级疾控机构开展病毒基因序列测定，及时将基因测序结果报送中国疾控中心，并将标本送至中国疾控中心进行复核。不具备基因测序能力的省份，直接将标本送至中国疾控中心。

如测序结果显示为新发现的变异株，省级疾控机构应第一时间将全基因组序列报送中国疾控中心并将标本送至中国疾控中心进行复核。中国疾控中心获得序列结果后应在 24 小时内将序列比对分析结果反馈送检单位。

具体要求详见附件 10《新冠病毒样本采集和检测技术指南》。

七、境外输入疫情防控

坚持人物同查、人物共防，有效防范境外疫情通过入境人员和进口货物输入传播的风险。加强各方信息沟通与共享，落实入境人员闭环转运、隔离管理、核酸检测等防控措施。解除隔离前，第一入境地省级联防联控机制应及时将入境人员姓名、身份证号或护照号、手机号码、来源国家和地区、入境时间、解除隔离时间、拟去向地址等信息推送至目的地省级联防联控机制。对入境人员实施 14 天隔离医学观察措施。对完成远端核酸检测（有疫苗接种史者仅需核酸检测阴性）的入境人员，具备封闭转运管理条件、居家隔离条件（有独立房间和独立卫生间）并能进行社区精准管控的可在自愿基础上实施"7+7"隔离医学观察措施。解除隔离后开展 7 天居家健康监测，期间做好体温、症状等监测，减少流动，外出时做好个人防护，不参加聚集性活动，并在第 2 天和第 7 天各开展一次核酸检测。

加强对进口冷链食品及其加工、运输、存储、销售场所环境，进口高风险非冷链集装箱货物的抽样检测和预防性消毒，推广低温消毒技术。严格进口冷链食品境内生产、流通、销售全程防控和追溯管理。

加强口岸进口货物直接接触人员管理，强化单位主体责任，完善相关人员管理制度，配备必要防护物资，落实员工健康教育、健康监测、核酸检测等防控措施。具体内容详见附件 11《新冠肺炎境外输入疫情防控要点》。

八、加强重点环节防控

（一）重点人群。对于新冠病毒暴露风险高、传播风险大、抵抗力较低的人群，要加强健康宣教，督促落实戴口罩、手卫生、咳嗽礼仪等日常防护措施，减少参加聚集性活动，加强健康监测，按要求接受核酸检测和疫苗接种。

（二）重点机构。对人员密集易发生聚集性疫情的机构，加强内部管控、清洁消毒、通风换气和个人防护等防控措施。医疗机构应严格落实预检分诊、发热门诊和院感防控各项要求，基层医疗卫生机构和个体诊所要建立发热等患者接诊指引。发生疫情后，重点机构要根据当地风险级别，进一步强化防控措施，养老院、护理院、儿童福利院和监管场所可采取封闭管理，不提供堂食，避免聚集互访等措施，学校和托幼机构等可停止线下授课。

（三）重点场所。对车站、机场、码头、农贸（集贸）市场、商场等人员密集且流动性大的场所和汽车、火车、飞机等密闭交通工具，要落实通风换气、清洁消毒、体温监测等防控措施。发生疫情后，重点场所要根据当地风险级别，进一步强化防控措施，必要时可调整营业时间，控制人员密度，避免聚集性活动，降低公共交通工具的满载率。

（四）冷链食品生产经营场所。对冷链食品生产经营场所新冠病毒传播风险进行评估，提出有针对性的卫生学要求，改进生产、加工、装卸、运输、贮存及销售等相关场所的环境卫生条件，切实落实场所清洁消毒和从业人员日常防护、健康监测、核酸检测等防控措施，降低疫情发生和传播风险。

具体内容详见附件 12《重点场所、重点机构、重点人群和特定人群新冠肺炎疫情防控技术指南》。

九、组织保障

（一）健全指挥体系。地方各级党委政府要落实属地责任，健全疫情防控指挥体系，明确部门职责和分工。建立指挥系统启动机制、信息报告制度、工作例会制度、工作台账制度、对外沟通联络机制、督导检查制度、应急演练制度、城市支援制度等工作机制和制度。指挥体系要保持 24 小时持续运转，发现疫情后立即激活，由当地党政主要负责同志统一指挥、联合指挥、靠前指挥，各工作组配合协作，快速有序处置疫情。加强对各级党政领导干部疫情防控政策和策略措施等培训、演练，提高科学指挥能力。要建立专家会商和决策咨询制度，做到依法科学和精准有效应对。

（二）强化信息支撑。依托现有信息平台或单独建设应急处置信息平台，横向整合各部门疫情相关数据，纵向贯通国家信息平台，提升监测预警能力。融合实验室检测、大数据、流行病学调查、密切接触者管理、病例转运和诊疗等信息，实现疫情防控工作和信息的双闭环管理。要逐步完善平台功能应用，为疫情风险研判、防控措施制定和资源统筹调配提供支撑。

（三）加强能力建设。各级疫情防控指挥部要按照疫情不同情景能力储备要求，结合当地实际，做好专业防控人员、核酸检测能力、定点医院、集中隔离场所、防疫物资等储备。要坚持平战结合的原则，制定梯次调度方案和应急预案，高效应对不同规模疫情，并定期培训演练，全面提升应急反应和精准防控能力。

（四）加强物资保障。各级疫情防控指挥部要完善应急预案，做好物资储备和调用机制。根据疫情防控形势及实际需要，及时协调医疗物资、居民生产生活物资等的供应。要科学规范确定省内外交通管控措施，保障应急物资运输、民生保障车辆及其他符合防疫安全要求车辆通行。

（五）强化督导检查。各级疫情防控指挥部要结合当地疫情形势和防控工作需要，定期组织开展对重点地区、重点场所、重点人群防控以及应急处置演练、能力储备等工作的督导检查，及时发现问题和薄弱环节，并督促整改，避免过度防控与层层加码，确保疫情防控各项政策措施规范落地落实。

附件：1.公民防疫基本行为准则（略）

2.新冠肺炎监测方案（略）

3.新冠肺炎疫情流行病学调查指南（略）

4.密切接触者判定与管理指南（略）

5.新冠肺炎疫情相关人员转运工作指南（略）

6.新冠肺炎疫情隔离医学观察指南（略）

7.社区（村）新冠肺炎疫情防控工作指南（略）

8.新冠肺炎疫情消毒技术指南（略）

9.新冠肺炎疫情心理健康服务技术指南（略）

10.新冠病毒样本采集和检测技术指南（略）

11.新冠肺炎境外输入疫情防控要点（略）

12.重点场所、重点机构、重点人群和特定人群新冠肺炎疫情防控技术指南（略）

附录八 消毒剂使用指南

国家卫生健康委办公厅关于印发消毒剂使用指南的通知

发布时间：2020-02-19 来源：综合监督局

国卫办监督函〔2020〕147 号

各省、自治区、直辖市及新疆生产建设兵团卫生健康委，中国疾病预防控制中心：

为科学指导公众正确使用消毒剂，充分发挥消毒剂在新冠肺炎疫情防控中的有效作用，我们组织消毒标准专业委员会编制了《消毒剂使用指南》。现印发你们，请参照执行。

国家卫生健康委办公厅

2020 年 2 月 18 日

（信息公开形式：主动公开）

消毒剂使用指南

2020 年 2 月

前 言

新型冠状病毒属于 β 属冠状病毒，基因特征与 SARSr-CoV

和 MERSr-CoV 有明显区别。目前尚无新型冠状病毒抗力的直接资料，基于以往对冠状病毒的了解，所有经典消毒方法应都能杀灭冠状病毒。2003 年 SARS 疫情暴发时，世界卫生组织在相关指引中仅提到紫外线对冠状病毒杀灭效果差；针对本次新型冠状病毒，仅提出氯己定对其无效。

消毒剂是用于杀灭传播媒介上的微生物使其达消毒或灭菌要求的制剂。按有效成分可分为醇类消毒剂、含氯消毒剂、含碘消毒剂、过氧化物类消毒剂、胍类消毒剂、酚类消毒剂、季铵盐类消毒剂等；按用途可分为物体表面消毒剂、医疗器械消毒剂、空气消毒剂、手消毒剂、皮肤消毒剂、黏膜消毒剂、疫源地消毒剂等；按杀灭微生物能力可分为高水平消毒剂、中水平消毒剂和低水平消毒剂。

新型冠状病毒肺炎疫情防控期间，应合理使用消毒剂，遵循"五加强七不宜"，真正做到切断传播途径，控制传染病流行。"五加强"：隔离病区、病人住所进行随时消毒和终末消毒；医院、机场、车站等人员密集场所的环境物体表面增加消毒频次；高频接触的门把手、电梯按钮等加强清洁消毒；垃圾、粪便和污水进行收集和无害化处理；做好个人手卫生。"七不宜"：不宜对室外环境开展大规模的消毒；不宜对外环境进行空气消毒；不宜直接使用消毒剂（粉）对人员进行消毒；不宜对水塘、水库、人工湖等环境中投加消毒剂（粉）进行消毒；不得在有人条件下对空气（空间）使用化学消毒剂消毒；不宜用戊二醛对环境进行擦拭和喷雾消毒；不宜使用高浓度的含氯消毒剂（有效氯浓度大于 1000mg/L）做预防性消毒。

目　录

1　醇类消毒剂

1.1　有效成分

乙醇含量为 70%～80%（v/v），含醇手消毒剂＞60%（v/v），复配产品可依据产品说明书。

1.2　应用范围

主要用于手和皮肤消毒，也可用于较小物体表面的消毒。

1.3　使用方法

卫生手消毒：均匀喷雾手部或涂擦揉搓手部 1～2 遍，作用 1min。

外科手消毒：擦拭 2 遍，作用 3min。

皮肤消毒：涂擦皮肤表面 2 遍，作用 3min。

较小物体表面消毒：擦拭物体表面 2 遍，作用 3min。

1.4　注意事项

如单一使用乙醇进行手消毒，建议消毒后使用护手霜。

外用消毒液，不得口服，置于儿童不易触及处。

易燃，远离火源。

对酒精过敏者慎用。

避光，置于阴凉、干燥、通风处密封保存。

不宜用于脂溶性物体表面的消毒，不可用于空气消毒。

2 含氯消毒剂

2.1 有效成分

以有效氯计，含量以 mg/L 或%表示，漂白粉≥20%，二氯异氰尿酸钠≥55%，84 消毒液依据产品说明书，常见为 2%～5%。

2.2 应用范围

适用于物体表面、织物等污染物品以及水、果蔬和食饮具等的消毒。

次氯酸消毒剂除上述用途外，还可用于室内空气、二次供水设备设施表面、手、皮肤和黏膜的消毒。

2.3 使用方法

物体表面消毒时，使用浓度 500mg/L；疫源地消毒时，物体表面使用浓度 1000mg/L，有明显污染物时，使用浓度 10000mg/L；室内空气和水等其他消毒时，依据产品说明书。

2.4 注意事项

外用消毒剂，不得口服，置于儿童不易触及处。

配制和分装高浓度消毒液时，应戴口罩和手套；使用时应戴手套，避免接触皮肤。如不慎溅入眼睛，应立即用水冲洗，严重者应就医。

对金属有腐蚀作用，对织物有漂白、褪色作用。金属和有色织物慎用。

强氧化剂，不得与易燃物接触，应远离火源。

置于阴凉、干燥处密封保存，不得与还原物质共储共运。

包装应标示相应的安全警示标志。

依照具体产品说明书注明的使用范围、使用方法、有效期和安全性检测结果使用。

3　二氧化氯消毒剂

3.1　有效成分

活化后二氧化氯含量≥2000mg/L,无需活化产品依据产品说明书。

3.2　应用范围

适用于水（饮用水、医院污水）、物体表面、食饮具、食品加工工具和设备、瓜果蔬菜、医疗器械（含内镜）和空气的消毒处理。

3.3　使用方法

物体表面消毒时,使用浓度50mg/L～100mg/L,作用10min～15min；生活饮用水消毒时,使用浓度1mg/L～2mg/L,作用15min～30min；医院污水消毒时,使用浓度20mg/L～40mg/L,作用30min～60min；室内空气消毒时,依据产品说明书。

3.4　注意事项

外用消毒剂,不得口服,置于儿童不易触及处。

不宜与其他消毒剂、碱或有机物混用。

本品有漂白作用；对金属有腐蚀性。

使用时应戴手套,避免高浓度消毒剂接触皮肤和吸入呼吸道,如不慎溅入眼睛,应立即用水冲洗,严重者应就医。

4　过氧化物类消毒剂

4.1　有效成分

过氧化氢消毒剂:过氧化氢(以H_2O_2计)质量分数3%～6%。

过氧乙酸消毒剂：过氧乙酸（以 $C_2H_4O_3$ 计）质量分数 15%～21%。

4.2 应用范围

适用于物体表面、室内空气消毒、皮肤伤口消毒、耐腐蚀医疗器械的消毒。

4.3 使用方法

物体表面：0.1%～0.2%过氧乙酸或 3%过氧化氢，喷洒或浸泡消毒作用时间 30min，然后用清水冲洗去除残留消毒剂。

室内空气消毒：0.2%过氧乙酸或 3%过氧化氢，用气溶胶喷雾方法，用量按 $10mL/m^3$～$20mL/m^3$（$1g/m^3$）计算，消毒作用 60min 后通风换气；也可使用 15%过氧乙酸加热熏蒸，用量按 $7mL/m^3$ 计算，熏蒸作用 1～2h 后通风换气。

皮肤伤口消毒：3%过氧化氢消毒液，直接冲洗皮肤表面，作用 3～5min。

医疗器械消毒：耐腐蚀医疗器械的高水平消毒，6%过氧化氢浸泡作用 120min，或 0.5%过氧乙酸冲洗作用 10min，消毒结束后应使用无菌水冲洗去除残留消毒剂。

4.4 注意事项

液体过氧化物类消毒剂有腐蚀性，对眼睛、黏膜和皮肤有刺激性，有灼伤危险，若不慎接触，应用大量水冲洗并及时就医。

在实施消毒作业时，应佩戴个人防护用具。

如出现容器破裂或渗漏现象，应用大量水冲洗，或用沙子、惰性吸收剂吸收残液，并采取相应的安全防护措施。

易燃易爆，遇明火、高热会引起燃烧爆炸，与还原剂接触，遇金属粉末有燃烧爆炸危险。

5 含碘消毒剂

5.1 有效成分

碘酊：有效碘 18g/L～22g/L，乙醇 40%～50%。

碘伏：有效碘 2g/L～10g/L。

5.2 应用范围

碘酊：适用于手术部位、注射和穿刺部位皮肤及新生儿脐带部位皮肤消毒，不适用于黏膜和敏感部位皮肤消毒。

碘伏：适用于外科手及前臂消毒，黏膜冲洗消毒等。

5.3 使用方法

碘酊：用无菌棉拭或无菌纱布蘸取本品，在消毒部位皮肤进行擦拭 2 遍以上，再用棉拭或无菌纱布蘸取 75%医用乙醇擦拭脱碘。使用有效碘 18g/L～22g/L，作用时间 1～3min。

碘伏：外科术前手及前臂消毒：在常规刷手基础上，用无菌纱布蘸取使用浓度碘伏均匀擦拭从手指尖擦至前臂部位和上臂下 1/3 部位皮肤；或直接用无菌刷蘸取使用浓度碘伏从手指尖刷手至前臂和上臂下 1/3 部位皮肤，然后擦干。使用有效碘 2g/L～10g/L，作用时间 3min～5min。

黏膜冲洗消毒：含有效碘 250mg/L～500mg/L 的碘伏稀释液直接对消毒部位冲洗或擦拭。

5.4 注意事项

外用消毒液，禁止口服。

置于儿童不易触及处。

对碘过敏者慎用。

密封、避光，置于阴凉通风处保存。

6 含溴消毒剂

6.1 有效成分

溴氯-5,5-二甲基乙内酰脲，质量分数 92%～95%，有效卤素（以 Cl 计）质量分数 54%～56%。

1,3-二溴-5,5-二甲基乙内酰脲，质量分数 96%～99%，有效溴（以 Br 计）质量分数 107%～111%。

6.2 应用范围

适用于物体表面的消毒。

6.3 使用方法

物体表面消毒常用浸泡、擦拭或喷洒等方法。溴氯-5,5-二甲基乙内酰脲总有效卤素 200mg/L～400mg/L，作用 15min～20min；1,3-二溴-5,5-二甲基乙内酰脲有效溴 400mg/L～500mg/L，作用 10min～20min。

6.4 注意事项

含溴消毒剂为外用品，不得口服。

本品属强氧化剂，与易燃物接触可引发无明火自燃，应远离易燃物及火源。

禁止与还原物共贮共运，以防爆炸。

未加入防腐蚀剂的产品对金属有腐蚀性。

对有色织物有漂白褪色作用。

本品有刺激性气味，对眼睛、黏膜、皮肤有灼伤危险，严禁与人体接触。如不慎接触，则应及时用大量水冲洗，严重时送医院治疗。

操作人员应佩戴防护眼镜、橡胶手套等劳动防护用品。

7 酚类消毒剂

7.1 有效成分

依据产品说明书。

7.2 应用范围

适用于物体表面和织物等消毒。

7.3 使用方法

物体表面和织物用有效成分 1000mg/L～2000mg/L 擦拭消毒 15min～30min。

7.4 注意事项

苯酚、甲酚对人体有毒性，在对环境和物体表面进行消毒处理时，应做好个人防护，如有高浓度溶液接触到皮肤，可用乙醇擦去或大量清水冲洗。

消毒结束后，应对所处理的物体表面、织物等对象用清水进行擦拭或洗涤，去除残留的消毒剂。

不能用于细菌芽孢污染物品的消毒，不能用于医疗器械的高中水平消毒，苯酚、甲酚为主要杀菌成分的消毒剂不适用于皮肤、黏膜消毒。

8 季铵盐类消毒剂

8.1 有效成分

依据产品说明书。

8.2 应用范围

适用于环境与物体表面（包括纤维与织物）的消毒。

适用于卫生手消毒，与醇复配的消毒剂可用于外科手消毒。

8.3 使用方法

物体表面消毒：无明显污染物时，使用浓度 1000mg/L；有明显污染物时，使用浓度 2000mg/L。

卫生手消毒：清洁时使用浓度 1000mg/L，污染时使用浓度 2000mg/L。

8.4 注意事项

外用消毒剂，不得口服。置于儿童不易触及处。

避免接触有机物和拮抗物。不能与肥皂或其他阴离子洗涤剂同用，也不能与碘或过氧化物（如高锰酸钾、过氧化氢、磺胺粉等）同用。

9 参考文献

[1]《乙醇消毒剂卫生标准》（GB 26373-2010）
[2]《含氯消毒剂卫生要求》（GB/T 36758-2018）
[3]《二氧化氯消毒剂卫生标准》（GB 26366-2010）
[4]《过氧化物类消毒剂卫生标准》（GB 26371-2010）
[5]《含碘消毒剂卫生标准》（GB 26368-2010）
[6]《含溴消毒剂卫生标准》（GB 26370-2010）
[7]《酚类消毒剂卫生要求》（GB 27947-2011）
[8]《季铵盐类消毒剂卫生标准》（GB 26369-2010）
[9]《疫源地消毒剂卫生要求》（GB 27953-2011）
[10]《普通物体表面消毒剂的卫生要求》（GB 27952-2011）

附录九 关于新冠肺炎疫情防控常态化下进一步提高院前医疗急救应对能力的通知

国家卫生健康委员会办公厅

国卫办医函〔2020〕557号

国家卫生健康委办公厅关于新冠肺炎疫情防控常态化下进一步提高院前医疗急救应对能力的通知

各省、自治区、直辖市及新疆生产建设兵团卫生健康委:

当前新冠肺炎疫情已进入常态化防控阶段,为深入贯彻落实党中央、国务院决策部署,做好应对新发突发传染病医疗服务保障,确保院前医疗急救转运安全高效,医疗机构接收迅速顺利,有效提升院前医疗急救服务能力,现就有关工作要求通知如下:

一、高度重视,加强院前医疗急救能力建设

各地卫生健康行政部门要高度重视院前医疗急救工作,强化政策协调衔接，统筹推进院前医疗急救事业健康发展。结合城乡功能布局、人口规模、服务需求，科学规划院前医疗急救网络布局。整合资源加大投入，提高救护车配置水平，特别是提高负压监护型救护车比例。加强院前医疗急救人才培养，提高院前医疗急救质量与效率。加强质量控制，确保院前医疗急救服务质量和安全。

二、加强管理，确保转运工作高效安全

各地卫生健康行政部门要根据《新型冠状病毒肺炎诊疗方案（试行第七版）》《新型冠状病毒肺炎防控方案（第六版）》《新型冠状病毒感染的肺炎病例转运工作方案（试行）》等文件要求，结合新冠肺炎疫情防控整体安排和实际情况，制订辖区内新冠肺炎疫情防控期间院前医疗急救工作方案，针对工作任务、转运流程、信息上报、个人防护要求、车辆装备洗消、医疗废物管理等方面提出明确要求，并监督急救中心和网络医院切实落实，在及时高效完成转运任务的同时，最大程度降低转运过程中的传播风险和医患交叉感染风险。

三、统筹安排，专车执行高风险任务

各地卫生健康行政部门统筹负责辖区内新型冠状病毒肺炎病例的转运指挥调度工作，指导辖区急救中心根据实际情况，划拨一定数量的负压救护车辆和专业人员，成立新冠肺炎疫情转运车组，采取平战结合管理，"战时"全力承担新冠肺炎疑似病例、确诊病例、无症状感染者以及发热相关病例的转运任务，平时承担日常院前医

疗急救任务。在急救中心和定点收治医疗机构，设置专门区域停放新冠肺炎疫情转运救护车车辆，建立标准化洗消中心，严格按照《医院感染管理办法》《医疗机构消毒技术规范》对转运车辆、医疗设备等进行终末消毒。

四、加强信息化建设，提高调度水平

国家卫生健康委建立院前急救工作信息上报机制，依托国家卫生健康委医疗管理服务指导中心建立全国院前急救工作信息管理平台，加强急救相关信息管理，健全急救系统监测预警机制，提高智能化预警多点触发能力。各地要加强急救中心信息化建设，推动与通信、公安、交通、应急管理等部门及消防救援机构的急救调度信息共享与联动，提高调度效率，探索居民健康档案与调度平台有效对接，提高调度水平，指导辖区急救中心制定相关调度原则和具体要求，有效提高指挥调度和信息分析处理能力。

各急救中心要加强调度人员培训，在调度环节加强问询，准确掌握有关信息，根据实际情况分类调派。受理有发热、呼吸系统症状患者急救电话时，必须主动询问两周内旅行史、居住史、密切接触史、疫区暴露史等相关情况，自述有相关流行病史且患者病情稳定的，派遣新冠肺炎疫情转运车组执行任务，有相关流行病史且病情危急或不明的，或无相关流行病史的，就近派遣日常急救车组执行任务，并加强个人防护；受理无接诊高度疑似发热病人条件的医疗机构请求转运相关病人的急救电话时，派遣新冠肺炎疫情转运车组执行任务，迅速将患者转运至辖区指定定点医院。

五、院前院内有效衔接，提高救治效率

各地卫生健康行政部门要按照有关要求加强医疗机构急诊、发热门诊管理，确保医疗机构与院前急救网络有效衔接，要求医疗机构间转接病人前必须做好信息对接，缩短院前院内交接时间。对于新冠肺炎疑似病例、确诊病例、无症状感染者及发热相关病例等，提前预留接诊区域妥善安置，做好医护人员防护，入院立即进行相关检查尽快明确诊断，完善院内流程，整合呼吸、重症等相关科室，迅速开展救治，提高救治效率。

各地卫生健康行政部门要切实履行监督指导职责，加强对辖区内应对新冠肺炎疫情院前医疗急救服务实施情况的政策指导和督促检查，及时发现问题、解决问题，综合评价院前医疗急救工作开展情况，及时总结经验并定期通报工作进展。

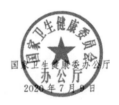

（信息公开形式，主动公开）

国家卫生健康委办公厅 2020 年 7 月 9 日

校对：王莉莉